上海辭書出版社圖書館藏中醫稿抄本叢刊

段逸山◎主編

第六册

·青囊集要（卷八至卷十一）

上海辭書出版社

青囊集要

卷八至卷十一

目録

青囊集要卷八目録

拒風丹

星附散

勝金丸

八風丹

换骨丹

三五七散

蜜犀丸

白龍丸

鐵彈圓

癱瘓薰藥方

癱瘓藥酒

地黃酒

松豆酒

椒附散

獨聖散

左龍丸

珍珠丸

豨薟丸

胡麻散

母造散

九龍丸

漆黃丸

鵝翎散

蜈蚣散

左經丸

必勝散

樺皮散

神效追風丸
玉樞丹
護元丹
乳香捜風丸
棗靈丹
小棗丹
正陽丹
一粒金丹
奇效丸

火龍丹
黄柏散
烏頭圓

青囊集要　卷八　八

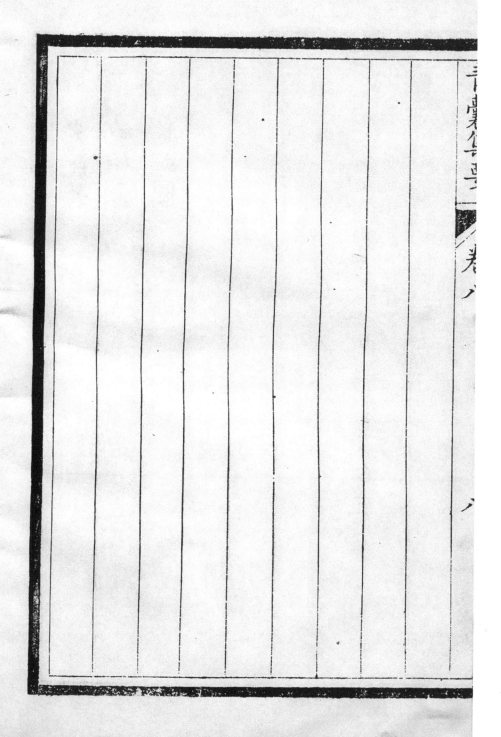

青囊集要卷八

南海普陀山僧心禪輯
傳徒僧　大智
　　　　大延仝　校
門人王學聖

雜病一

中風歴節病方

侯氏黑散　金匱

治大風四肢煩重心中惡寒不足者

菊花四十分　白朮十分　細辛三分
茯苓三分　牡蠣三分　桔梗八分
防風十分　人參　礬石各三分
黄芩五分　當歸　乾薑
芎藭　桂枝各三分
右十四味杵為散酒服方寸匕日一服初服二十
日温酒調服禁一切魚肉大蒜常宜冷服六十日
止即藥積在胸中不下也熱食即下矣冷食自能
助藥力腸腹空虛則邪易留此填滿空隙使邪氣

不能容留也
喻嘉言云此方金匱治中風四肢煩重心中惡寒不足者而外臺用之以治風癲仲景製方皆匠心獨創乃於中風症首引此散豈非深服其長乎夫立方而但驅風補虛誰不能之至於驅之補之之中行其堵截之法則非思議可到方中取用礬石以固濇諸藥使之留積不散以漸填其空竅必服之日久風自以漸而息所以初服二十日不得不用温酒調下以開其痺著以後則禁諸熱食惟宜

冷食如此再四十日則藥積胸中不下而空竅塞矣空竅填塞則舊風盡出新風不受矣蓋礬石之性得冷即止得熱即行故囑云熱食即下矣冷食自能助藥力抑何用意之微耶

回生再造丸

治中風中痰口眼歪斜手足拘攣言語不清左癱右瘓筋骨疼痛半身不遂步履艱難初起氣絕者服之即可回生久病者漸復如常功同再造力能回生故名回生再造丸孕婦忌服

真水安息香四兩酒化　人參二兩　全當歸
川芎　川連　羌活
防風　元參以上俱酒浸　藿香
白芷　茯苓　麻黄
天麻　川萆薢　薑黄以上俱切片炒
甘草炙　肉桂不見火研　蔻仁不見火研
首烏馬料豆水拌蒸九次　西琥珀研　黄芪蜜炙
大黄酒蒸　草蔻仁研　雄鼠糞
熟地黄各二兩　全蝎去頭尾足　威靈仙酒炒

葛根炒　桑寄生烘乾各二兩五錢　細辛

赤芍炒　烏藥酒炒　青皮炒

於朮土炒　殭蠶炒　乳香去油

沒藥去油　辰砂　骨碎補酒炒

香附去皮毛酒炒　天竺黃　附子製

生龜版火炙　沉香　母丁香

膽星各一兩　紅花酒浸烘乾　犀角尖各八錢

川樸　地龍炙　松香煮九次各五錢

木香四錢不見火研　梅冰片　西牛黃各二錢五分

虎脛骨一對炙酥　血竭八分　真蘄蛇小者佳去骨並頭尾三寸酒浸炙取淨末四兩　穿山甲麻油浸炙前後四足各用五錢共二兩

右五十八味共為細末煉蜜和勻搗數千槌為丸每丸重一錢金箔為衣蠟殼封固每服一丸生薑湯下

按此治諸卒中之屬寒者若熱症則宜至寶丹牛黃丸之類

祛風至寶膏

治諸風熱癱瘓半身不遂或四肢不舉

防風　當歸　川芎各二兩五錢
白朮一兩五錢　石膏　黃芩
天麻　桔梗　熟地黃
羗活　人參　獨活各一兩
芒硝　大黃　連翹
麻黃水畜　荆芥　黃柏
薄荷　全蝎　細辛
黃連各五錢　滑石三兩　甘草二兩
山梔子五錢

右二十五味共為細末煉蜜為丸如彈子大每服一丸細嚼茶酒任下臨卧服

按此方亦表裏通治即防風通聖散十七味更加熟地黄益血人參益氣黄柏黄連除熱羌活天麻全蝎細辛去風乃中風門中不可移易之顯方又非通套泛用之方比也

不換金丹

主退風散熱治中風口喎

羌活　川芎　烏頭

蝎梢　白附子　藿香葉各五錢
薄荷葉三兩　殭蠶　天麻
甘草炙　荊芥穗　防風各一兩
右十二味共為細末煉蜜為丸如彈子大每服一丸細嚼茶酒任下塗喎處亦可
按此方驅風之力頗大至清火散熱殊未必然大勢風而挾寒痰氣閉塞者宜之

攝生飲調蘇合丸

治一切卒中不論中風中寒中暑中溼中氣及痰

厥飲厥之類初作皆可用此先以皂角去皮弦細辛生南星半夏為末吹入鼻中俟其噴嚏即進此藥牙噤者中指點南星半夏細辛末并烏梅肉頻擦頰車自開

天南星圓白者溼紙裹煨 南木香 蒼朮

細辛 甘草生用 石菖蒲各一錢

半夏百沸湯泡少頃一錢五分

右七味剉為散分二服水一盞半生薑七厚片煎取其半乘熱調蘇合香丸半丸灌下痰盛者加全

蝎二枚炙

按此方治卒中氣閉痰迷不得不用之劑但正氣素虛之人不能當腦麝及辛香摧枯拉朽隨勢裁節而用十之二三可也其牛黄清心丸與蘇合香丸異治熱阻關竅可用牛黄蘇合丸開之寒阻關竅者用蘇合丸以開之如遺尿等死證急用人參附子峻補間有得生者若以牛黄蘇合之藥入口即斃此無異以千鈞鎮一縣也

匀氣散

治中風中氣半身不遂口眼喎斜等症先宜服此
並治風氣腰痛
白朮二錢　烏藥一錢五分　天麻
人參各五分　沉香　白芷
青皮　甘草炙　木瓜
紫蘇各三分
右十味杵為散水二盞薑三片煎八分服
按匀氣之説甚長身內之氣有通無壅外風自不
能久居而易於解散故知匀氣即調氣之旨非有

兩也

稀涎散

治風涎不下喉中作聲狀如牽鋸或中溼腫滿

半夏大者十四枚　猪牙皂一挺炙

右二味㕮咀作一服水二盞煎一盞入生薑自然汁少許服不能嚥者徐徐灌之

按此以半夏治痰涎牙皂治風比而成方蓋因其無形之風挾有形之涎膠結不解用此二物俾涎散而風出也其有涎多難散又非小吐不可則用

明礬合牙皂等分為末白湯調服吐之或用蘿蔔子合牙皂等分為末煎服半盞吐之其風多涎少人事不昏則用蝦半觔入醬葱薑等料物水煮先喫蝦次喫汁後以鵝翎探引吐之活法在心無施不當也

拒風丹

治一切風

川芎四兩　天麻　甘草各一兩

防風一兩五錢　華撥五錢　細辛三錢五分

右六味共為細末煉蜜和杵分作三十丸每服一
粒細嚼荊芥湯或温酒下
喻嘉言云尋常些小傷風頭痛鼻塞項強筋急皆
可服予家常合老幼所須之藥

星附散

治中風雖能言口不歪而手足嚲曳脉虛浮而數
風中腑也蓋風中血脉則口眼喎斜風中於腑則
肢體若廢風中於臟則命即危中腑者宜汗解之

南星製　半夏製　茯苓

殭蠶炒　川烏去皮臍　人參

黑附子　白附子　沒藥去油各八分

右九味杵為散用水二盞煎八分食遠熱服得汗則愈

按此方乃治虛風寒痰之主藥也風虛則火熾痰寒則壅阻抑遏脾中陽氣不得周行故手足為之軃曳用此方熱服以助脾中之陽俾虛風寒痰不相互結乃至得汗則風從外出痰從下出分解而病愈矣凡用附子藥多溫服謂熱因寒用也此用

烏頭附子人參一派溫補絶無發散之藥向非加以熱服亦胡繇而得汗耶敬服敬服

勝金丸

治中風痰涎壅塞不省人事

生薄荷　硃砂（研各五錢）　瓜蒂末　藜蘆末（各一兩）　豬牙皂角（二兩搥碎水一升同薄荷搗取汁慢火熬成膏）

右五味將硃砂末一分與三味末研勻用膏子搜和為丸如龍眼大以餘硃砂為衣溫酒化服一丸甚者二圓以吐為度得吐即省不省者不可治

喻嘉言云必用方論中風無吐法引金虎碧霞爲戒且如卒暴涎生聲如引鋸牙關緊急氣閉不行湯藥不能入命在須臾執以無吐法可乎但不當用銀粉藥恐損脾壞人四肢爾予每用此二方每每有驗

八風丹

治中風半身不遂手足頑麻言語蹇塞口眼喎斜先服八風湯再服此丹永不再發八風湯見扁鵲神方

大川烏炮　荊芥穗各四兩　當歸二兩

麝香五錢另研

右四味為末酒糊為丸如梧子大空心酒下五十丸凡患中風者不可少此

換骨丹

治中風半身不遂言語蹇澀失音宜灸臍下三百壯服金液丹一觔再服此藥

當歸　白芍　人參

威靈仙各二兩　南星三兩　乳香去油二兩

沒藥去油二兩　麻黃去節三觔另煎汁和上藥

右八味各研細末先將前五味和匀後入乳香没
藥以麻黄膏和匀為丸如彈子大每用温酒化服
一丸出汗五日一服仍常服延壽丹金液丹

三五七散

治賊風入耳口眼喎斜之症

人參　麻黄去節　川芎
官桂　當歸各一兩　川烏
甘草各五錢

右七味杵為散每服二錢茶汁調下日三服

蠶犀丸

治中風半身不遂口眼喎斜語言不利小兒驚風發搐

槐角炒四兩　當歸　川烏

元參炒各二兩　麻黃去節　茯苓人乳拌蒸曬

防風　薄荷　甘草各一兩

牙皂去皮弦子炒五錢　冰片五分另研

右十一味以前十味為末後入冰片和勻蜜丸如櫻桃大每服一丸小兒半丸細嚼茶清下

白龍丸

治中風言語手足不遂等症面如蟲行四肢麻木頭旋目昏及傷風傷寒頭痛拘急小兒急慢驚風大人風搐失音並皆治之

海桐皮一兩　石膏二兩煆研細　川烏

甘草　藁本　甘松

白芷　桂心各二兩　南星四兩以生薑四兩同搗成餅

右九味以前八味為末糯米糊丸如彈子大石膏

為衣茶清下大人一丸小兒半丸若傷寒薑葱湯下微發汗

鐵彈圓

治一切中風癱瘓

乳香去油　沒藥去油各一兩　五靈脂四兩

川烏一兩五錢

右四味先將乳香沒藥於陰涼處當風研極細更加麝香一錢研細再將下二味為極細末然後同前藥碾和再研滴水為丸如彈子大陰乾磁瓶收

貯每服一粒薄荷酒磨下日三服

奪命丹

治中風癱瘓半身不遂口眼喎斜言語蹇濇

川烏酒煮　蒼朮米泔浸各等分

右二味共為細末酒糊丸如梧子大空心服十五丸白湯下忌見風煖蓋出汗為效

續命煮散

治風虛昏憒自汗手足瘈瘲

熟地黃四錢　川芎一錢五分　當歸

白芍 荆芥各三錢 人參
甘草 遠志 防風
獨活各一錢 葛根 半夏各二錢
桂心八分 細辛五分
右十四味杵為散每服一兩加生薑一片水煎通
口服汗多者去葛根加牡蠣

搜風順氣丸

治風燥便秘因致氣閉不行可時用之以疎風潤
燥順氣殊不可少兼治腸風宿滞下血

車前子二兩五錢　檳榔　火麻子微炒去殼
郁李仁泡去皮研　菟絲子製　乾山藥
牛膝酒浸各二兩　枳殼麩炒　防風
獨活各一兩　大黃五錢生熟各半
右十一味共為細末煉蜜為丸如梧子大每服二十丸酒茶米飲任下空心臨卧各一服

烏藥順氣散

治風氣攻注四肢骨節疼痛遍身頑麻癱瘓語言蹇澀脚氣步履多艱手足不遂先宜多服此藥以

踈氣逆然後隨證投以風藥

麻黄去節　陳皮去白　烏藥去木

枳殼麩炒各二兩　川芎　白殭蠶炒去嘴

白芷　甘草　桔梗各一兩

乾薑五錢泡

右十味杵為散每服三錢水一盞薑三片棗一枚煎憎寒壯熱頭痛身體倦怠加葱白三寸煎服出汗或身體不能屈伸温酒調服

按中風證多挾中氣不但卒中急證為然凡是中

風證皆有之嚴用和云人之元氣强壯營衛和平
腠理緻密外邪焉能為害或因七情飲食勞役致
真氣先虚營衛空踈邪氣乘虚而入故致此疾若
内因七情而得者法當調氣不當治風外因六淫
而得者亦當先調氣後依外感六氣治之此良法
也宜八味順氣散嚴氏此説於理甚當其用八味
順氣散乃人參白术茯苓甘草陳皮六君子湯中
用其五加烏藥青皮白芷共八味為劑較前局方
烏藥順氣散不用麻黄枳梗殭蠶等風藥正先治

氣後治風之妙旨後人反惜其說有未備且謂方中不當雜人白芷吹毛責備詎知白芷香而不燥正和營衛之善藥也和劑合兩方取用乾薑川芎人參陳皮桔梗厚樸白芷甘草白朮麻黃更加葛根治感風頭痛鼻塞聲重尚為合宜故知論方不可橫以己見也

三聖散

治中風手足拘攣口眼喎斜脚氣行步不正

當歸酒洗炒　延胡索微炒為末　肉桂去粗皮各等分

右三味杵爲散每服二錢空心温酒調下
按此方治血虚風入之專劑也故取以治口眼喎斜之左急右緩者然血藥中而加地黄白芍秦艽杜仲牛膝風藥中而加天麻防風羌活白芷細辛或加獨活以去腎間風加萆薢以除下焦熱又在隨證酌量矣

正舌散

治中風舌本强難轉語言不正

蝎梢去毒二十七枚　茯苓一兩

右二味為細末每服一錢食前温酒調服又擦牙更效

按此乃治風涎壅塞之方也

轉舌膏

治中風瘈瘲舌蹇不語

連翹　梔子仁　薄荷

大黃　芒硝　甘草

黄芩　黄連　石菖蒲

遠志各等分

右十味共為細末煉蜜為丸如彈子大硃砂為衣每服一丸薄荷湯化下臨卧或食遠服
按此乃治心經藴熱之方也

急風散

治新久諸瘡破傷中風項强背直口噤不語手足抽搐眼目上視喉中拽鋸及拔箭頭

丹砂一兩　草烏二兩生熟各半燒存性水淬曬乾

烏頭二錢五分生用同草烏研末　麝香一錢另研

右四味為細末和勻每服五分酒下止血定痛如

神出箭頭先進一服次以藥敷箭頭上

貝母瓜蔞散

治肥人中風口眼喎斜手足麻木左右癱瘓風挾痰者

貝母　瓜蔞　南星炮

荊芥　防風　羌活

黄蘗　黄芩　黄連

白朮　陳皮　半夏湯泡七次

薄荷　甘草炙　威靈仙

天花粉各等分

右十六味杵為散每服五錢水二盞薑三片煎八分臨卧服

按中風證多挾熱痰而肥人復素有熱痰不論左右俱作痰治誠為當矣但肥人多虛風瘦人多實火虛風宜用其寒一派如竹瀝人參麥冬生地生葛汁梨汁鮮淡竹葉汁石膏瓜蔞葳蕤胡麻仁等藥此方三黄並用治瘦人實火或可治肥人虛風甚不宜也至泛論治熱痰之藥諸方中又惟此足

擅其長存之以備實火生熱之選

癱瘓薰藥方

治左癱右瘓半身不遂手足腰脇疼痛酒風脚痛等症

真降香　真千年健　生草烏

鬧羊花各三錢　生川烏三錢　真麝香三分

陳年艾六錢　鑽地風五分　百草霜二錢

右九味共研細末攤桑皮紙上捲成筒用糊封固外用烏金紙包好紥緊用火燃著薰患處薰時用

綿袱隔住漸薰則漸知痛而邪易出愈痛愈好必
强忍之薰半時後暫歇用手在痛處揉撚如有一
處不甚痛者即於此處再薰薰完此藥一料必愈
有人患風癱年餘用此治之而愈愈後戒食生冷
魚腥等物一月體虛者其功稍緩

癱瘓藥酒

治一切風溼癱瘓甚效

蒼朮　白芷　羌活
獨活　黄芩　川芎

薄荷　厚樸　荊芥

木瓜　桑寄生　白細辛各一錢五分

杜仲　牛膝　續斷

當歸　威靈仙　鑽地風

千年健各一錢五分　防風一錢二分　川烏

草烏　五加皮　秦艽

桂枝各一錢　猪筋四兩

右二十六味㕮咀用雄雞一隻重一觔者為率輕重俱不合用殺之𤎅去毛不可見水不要腸臟須

用瓦鍋同前藥入糟燒酒五觔蒸好取雞先食酒早晚隨便飲忌食生冷寒涼滯氣等物宜逸不宜勞宜避風溼節房事病輕者服雞後即愈重者飲酒完亦愈極重者再服一料全愈但飲酒時其痛更甚須要忍耐痛止即瘥

地黃酒

治風在肝脾語蹇脚弱大便秘結

熟乾地黃四兩　附子　茵芋

羌活　防風　芎藭各一兩

石斛二兩　丹參　牛蒡根各二兩五錢

牛膝　杜仲　桂枝各一兩五錢

大麻子一升

右十三味細剉入絹袋盛寬貯之用無灰酒一斗五升封漬七日逐日空心食前飲一盞微醺勿令吐

松豆酒

治風氣骨節疼痛半身不遂

黑料豆一升　油松節剉碎四兩　白蜂蜜一觔

右三味用好燒酒十五觔蒸一炷香久取出浥水中過十四日早晚隨量飲有人癱瘓不能行動飲此半月行走如常其效無比

椒附散

治中風挾溼項背强痛不可以顧

附子一枚炒去皮臍

右為散每服二錢用川椒三十粒生薑七片水一盞煎至七分去椒入鹽一字空心熱服有熱加川羌活一撮面赤戴陽加葱白二莖火炎頭痛閧熱

加臘茶一撮

獨聖散

治破傷風久不愈手背強直牙關緊急立效

蟬蛻去頭足五錢

右為末好酒一盞煎滚服之立甦

左龍丸

治破傷風牙關緊急

左盤龍即鴿糞炒　白殭蠶炒　鰾膠　蛤粉炒各五錢

雄黃一錢

右四味為末飯糊為丸如梧子大每服十五丸温酒下日三服如證急不已每藥末一錢飯糊中加入巴豆霜五釐每服中加一丸如此漸加至十丸以利為度

珍珠丸

治肝經因虛内受風邪卧則魂散不守狀若驚悸

真珠母三分研細同碾　熟乾地黄　當歸各一兩五錢

人參　柏子仁　酸棗仁各一兩

雲茯神　犀角　龍齒

沉香忌火各五分

右十味共為細末煉蜜為丸如梧子大辰砂為衣每服四五十丸銀花薄荷湯送下日午夜卧各一服

豨薟丸

治肝腎風氣四肢麻痺骨痛膝弱風溼諸瘡

豨薟草五月五日六月六日採葉九蒸九曝凡蒸用酒蜜灑乾為末蜜丸如梧子大空心酒下百丸

按豨者豬也其畜屬亥乃風木所生之始故取用

其葉以治風凡腎臟生風之證服此其效最著江甯節度使成訥知益州張詠兩以方藥進獻至尊訥以弟訮中風伏枕五年一道士傳此方服之而愈詠以掘地得碑製服千服鬚鬢烏黑筋力輕健見都押衙羅守一中風墜馬失音不語與藥十服其病立瘥又僧智嚴年七十患偏風口眼喎斜時時吐涎與十服亦便得瘥古今用此獲效者最多然莫知其所以然也其妙處全在氣味簽劣與腎中之腥臊同氣相求之義故能入腎而助其驅逐

除風之力也因治腎風之方百不得一特録此丸合前天麻丸兩發其義也

豨桐丸

治男婦感受風溼或嗜飲冒風内溼外邪傳於四肢脈絡壅塞不舒以致兩足痠軟疼痛不能步履或兩手牽絆不能仰舉凡辛勞之人常患此症狀似風癱服此丸立能全愈其藥價廉而效速誠秘

地梧桐俗謂臭梧桐不論花葉梗子俱可用採取切碎曬乾炒磨末子一觔

豨薟草炒磨淨末半觔

右二味和勻煉蜜為丸如桐子大早晚以白滚湯送下四錢忌食豬肝羊血番茄等物或單用臭梧桐二兩煎湯飲以酒過之連服十劑其痛即瘥或煎湯洗手足亦可

天麻丸

治風因熱而生熱盛則動宜以靜勝其躁是養血也此藥行營衛壯筋骨

天麻酒浸焙乾　牛膝酒浸焙乾　萆薢

元參各四兩　杜仲炒去絲七兩　附子炮一兩

羌活四兩　當歸十兩　生地黄一觔
右九味共為細末煉蜜為丸如桐子大每服五七十丸空心温酒或白湯下良久進食
一方有獨活四兩去腎間風
按此方大意主治腎熱生風其以天麻入牛膝同製取其下達倍用當歸地黄生其陰血萆薢元參清下焦之溼熱用附子補下焦之真陽蓋惟腎中陽虛故風得以久據其地也用羌活之獨本者即真獨活不必更加也吁嗟多慾之人兩腎空虛有

如烏風洞慘慘黯黯漫無止息環視風門諸藥有一能勝其病者乎此方雜在羣方內未易測識特表而出之

四白丹

清肺氣養魄中風多昏冒緣氣不清利也

白朮　白茯苓　人參
甘草　宿砂　香附
防風　川芎各五分　白芷一兩
白檀香一錢五分　知母二錢　羌活

薄荷　獨活各二錢五分　細辛二錢

麝香　牛黃　龍腦各五分俱另研

藿香一錢五分　甜竹葉一錢

右二十味共為細末煉蜜為丸每兩作十丸臨睡嚼一丸煎愈風湯送下上清肺氣下强骨髓

按此方頗能清肺養魄方中牛黃可用而腦麝在所不取以其耗散真氣治虛風大非所宜然本方以四君子湯作主用之不為大害今更定牛黃仍用五分龍腦麝香各用二分取其所長節其所短

庶幾可也其他犯腦麝諸方一概不録如牛黄清心丸四君子藥中甘草加至四倍其意亦善仿此為例腦麝裁酌用十之二足可備清心甯神之用其粤中蠟丸腦麝原少且經久蓄品味和合用時仍濃煎甘草湯調服為善方不贅

解風散

治風成寒熱頭目昏眩肢體疼痛手足麻痺上鬲壅滯等症

人參一兩五錢　麻黄二兩　川芎

獨活　細辛　甘草各一兩

右六味共為細末每服五錢水盞半生薑五片薄荷葉少許煎八分不拘時服

按風成為寒熱乃風入胃中而釀成營衛之偏勝如胃風湯正驅胃風使從外解之藥此曰風入既久胃氣致虛故以人參為君臣以麻黃川芎佐以獨活細辛使以甘草而和其營衛乃可收其外解之功也若夫久風成為飱泄則風已入於裏又當用人參為君桂枝白朮為臣茯苓甘草為佐使而

驅其風於内此表裏之權衡内經之旨要也本方雖用風成寒熱四字漫無著落今并及之

舒筋保安散

治左癱右瘓筋脉拘攣身體不遂脚腿少力乾溼脚氣及濕滯經絡久不能去宣導諸氣

木瓜五兩　萆薢　牛膝酒浸

續斷　五靈脂　松節

烏藥　天麻　白芍

白殭蠶炒　黄芪　當歸

防風　虎骨酥炒　威靈仙各一兩

右十五味用無灰酒一斗浸上藥十四日緊封紮口足取藥焙乾搗為細末每服二錢用浸藥酒調酒盡用米湯調下

按此治風溼搏結於筋脈之間凝滯不散阻遏正氣不得通行故用藥如是也

二丹丸

治風邪健忘養神定志和血內安心神外華腠理得睡

丹參　熟地黄　硃砂

人參　天門冬去心　菖蒲

遠志各五錢　茯神　甘草

麥門冬各一兩

右十味共為細末煉蜜為丸如梧子大每服五十丸至一百丸空心食前服

按中風證心神一虛百骸無主風邪擾亂莫繇驅逐使出此方安神益虛養血清熱息風服之安睡功見一班矣相傳用愈風湯呑下殊失立方之意

二生散

治體虛有風外受寒溼身如在空中

生附子去臍 生天南星各等分

右二味㕮咀每服四錢水一盞半生薑十片慢火煎至八分去滓服

來蘇膏

治遠近風病心病風狂牙關不開痰涎潮塞

皂角二兩大挺不蛀者去皮弦子切

右一味用酸漿水二升浸透揉汁砂鍋內以文武

火熬用槐柳枝攪熬成似膏藥攤夾紙上陰乾如遇病人取掌大一片用温漿水化在盞内將小竹管盛藥扶病人坐定微抬起頭以藥吹入左右鼻孔内良久扶起涎出為效啜温鹽湯一二口其涎即止忌雞魚生硬澀麪等物

歸地酒

治風痰麻木四肢不舉

大生地十兩　酸棗仁炒　當歸身

海桐皮　羌活　川萆薢各二兩　風溼加

地骨皮　川牛膝各一兩五錢　桂枝
甘草各五錢
右十味以火酒二十觔窨七日後即可服每飲二三小杯不宜過多久服壯筋骨健步履並治筋骨疼痛

紫金錠
治週身風溼筋骨疼痛三服全愈
罌粟殼淨末六兩　鬧陽花火酒拌曬乾　麻黃去節炒各四兩
自然銅煅一兩五錢　寒水石煅一兩　草烏黑豆同煮去豆

乳香去油　全蝎水洗焙乾　川芎

當歸　白芷　甘草各五錢

右十二味共為細末磁瓶窰貯或用陳老米糊和搗為餅重二三錢陰乾窰貯每用量人老弱壯實用酒磨化三四五分為率熱酒和服取汗避風為要

臨河瘋氣藥酒

治血虛風痛筋骨痠疼

當歸身一兩五錢　白芍藥　薏苡仁

生地黃各　香附　杜仲各八錢

虎骨酥炙　秦艽各六錢　真川芎七錢

川續斷　羌活　五加皮各五錢

右十二味用頭生酒三十觔封固煮三炷香放土地上退火氣七日每晚温飲一杯

風溼臂痛薰藥

秦艽一錢　全當歸　防風各二錢

豨薟草　木瓜　海風藤

白茄根各三錢　麻黃五錢

右八味用酒二觔砂鍋内煎四五滚在臂上薰洗每日二次不可怠畧

錢青掄云家慈嘗患此症親試立效後治他人無不響應

麝香圓

治白虎歷節諸風疼痛遊走無定狀如蟲嚙晝靜夜劇及一切手足不測疼痛

川烏大八角者三枚生用　全蝎二十一枚生用　黑豆二十一粒生用

地龍五錢生用

右四味共為細末入麝香半字匕同研匀糯米煮糊為圓如菉豆大每服七圓甚者十圓夜卧令鬲空温酒下徼出冷汗一身便瘥

麻黄散

治歷節痛風宜發汗者

麻黄一兩一分 羌活一兩 黄芩三分 細辛真華陰者 黄芪各五錢

右五味共為粗末每服五錢水二盞煎至八分去滓温服接續三四服有汗慎風

牛蒡子散

治風熱成歷節攻注手指作赤腫麻木甚則攻肩背兩膝遇暑熱或大便祕作

牛蒡子三兩　新豆豉炒　羗活各一兩

生地黄二兩五錢　黄芪一兩五錢

右五味共為細末白湯調服二錢空心食前日三服

此病多胸鬲生痰久則赤腫附著肢節久而不退遂成厲風此孫真人所預戒也宜早治之

趁痛圓

治走疰歷節諸風軟痛卒中倒地跌撲傷損

草烏頭三兩生去皮尖　半夏麯　南星

熟地黃　白殭蠶　烏藥各五錢並曬乾

右六味共為細末酒糊為圓如梧子大日乾每服五七丸空心夜卧温酒下如跌撲痛用薑汁和酒研十數丸搽之如卒中倒地薑汁茶清研五六圓灌下立醒此大知禪師方也

茵芋圓

治歷節腫滿疼痛

茵芋　硃砂　薏苡仁各一分

牽牛子一兩五錢　郁李仁五錢

右五味共為細末煉蜜杵為圓如桐子大輕粉滾為衣每服十圓至十五圓加至二十圓五更初温水下到晚未利再一二服快利為度白粥將息

救苦回生丹

治半肢截毛歷節蠱瘋

乳香去油　沒藥去油　川芎各一兩五錢

五靈脂　楓香　自然銅醋煆
松脂　葳靈仙各一兩　荆芥
苦參　白芷各二錢　一兩　鬧楊花蒸熟
地龍去泥　虎骨炙　天麻
全蝎　草烏　京墨各五錢
黑豆炒二合　紫荆皮　白殭蠶各六錢
番木鼈三十枚　氷片三分　麝香五分
右二十四味共為末米糊為丸如龍眼大辰砂為
衣金箔裹薄荷湯磨服一丸昏迷而病愈婦人血

暈經閉胎衣不下炒黑豆淋酒磨服一丸神效

驅邪安神丸

治癲瘋半肢截毛歷節瘋

秦艽　桑寄生不見火搗末　茯神

川續斷酒炒　遠志　海風藤

蒼朮去粗皮米泔浸　製半夏各四兩　熟地黃酒煮曬乾八兩

膽南星　防風　甘枸杞酒薰

杜仲鹽水炒　川萆薢酒炒另搗　牛膝酒炒

防己各三兩　肉桂　川烏童便製

草烏（童便製）　黄柏（酒炒）　甘草（炙一兩）
何首烏（一枚要一觔重者黑豆煮曬）
右二十二味共為細末用鮮石菖蒲十觔去苗搗汁拌前藥末不可太溼曬乾復磨為末煉蜜為丸如桐子大每日二服白湯送下百丸

大定風丸

治痛瘋截毛歷節瘋

蒼朮（八兩）　草烏（三兩）　杏仁
川烏　白芷　半夏（各四兩）

右六味用生薑二觔葱一觔取汁拌匀以薑葱楂一半鋪瓶底將藥裝瓶内瓶上又將楂一半蓋上埋土内春五夏三秋七冬九日取出曬乾為末外加猴薑牛膝紅花末各二兩當歸草薢根末各四兩酒糊為丸桐子大每服六十丸茶酒任下一日三服

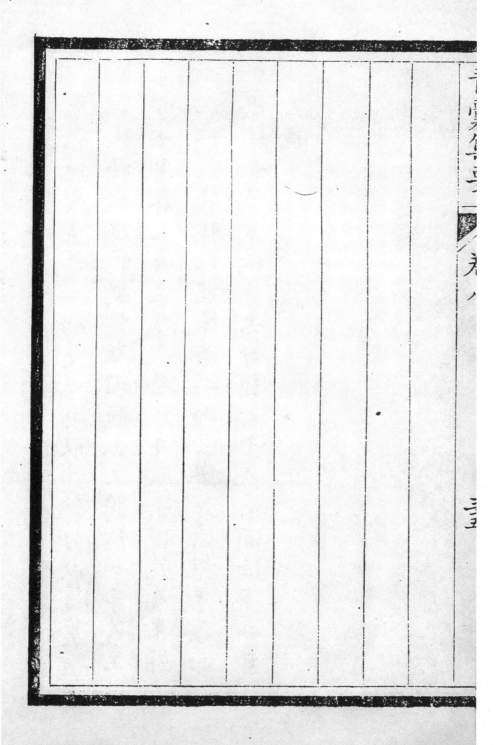

雜病二

癘風方

保命丸

治麻風溼毒通身如蛇皮破爛侵淫或發紫白癜風遍身疼痛眉髮脫落頭面如蟲痕或身面起紫泡紫雲四肢瘡痍或脚底穿破骨節疼痛兩目流淚手足拳攣口眼歪斜五臟六腑受病者俱宜服之可以計日而愈功效不能盡述

苦參十觔　草胡麻　當歸

防風　蕪荑　白蒺藜各五觔

大楓肉　薄荷葉　土木鼈

荊芥各二觔　胡連　銀柴胡各十二兩

右十二味共為細末水法為丸每服約半合許細茶下一日服四服約二合輕者不過七八升重者一斗五升再重者二三斗全愈

一如身發瘡痍或生溼毒通身如蛇皮或破流血水者是為脾經受毒宜本方加白朮十兩

一如手足破傷麻木遍身發紫塊白癜癜風滿身

肉痛此為胃經受毒宜本方加厚樸十兩
一如眉髮脫落遍身發瘡癬滿頭面工蠅蟲痕此
肺家受毒宜本方加黃芩十兩
一如面起紫浥身如紫雲朶四肢先見者乃肝經
受毒春二三月秋九十月各發一次宜本方加山
梔連翹各一觔
一如脚底先穿眼淚如珠流者遍身骨節刺痛又
發血癬如桃花朶者此心經受毒宜本方加黃連
山梔各一觔

一如遍身起紫塊手足拳攣口眼歪斜此腎經受毒宜本方加破故紙十兩

一如五臟受病則藏於內而不發於外多生冷疾手足如癱瘓狀者宜本方加蒼朮黄柏各八兩甘草四兩

一五臟受風者宜本方加川續斷何首烏葳靈仙各半觔遍身浮腫者加乳香沒藥各去油四兩

一周身骨節疼痛宜本方加虎骨三觔

一如六腑受病如紫雲塊似核桃內多蘊熱兩鼻

出血筋脈弛長四肢無力行步艱難宜本方加葳
靈仙川續斷各八兩何首烏一觔
一人生此患各受一經兼二經三經者此方萬無
一失若六經通遍五臟先見凶象惡候者不救
一四時春則地氣融和萬物發生之時宜本方加
連翹二觔
一夏則火旺煩躁宜本方加黄連二觔薄荷一觔
一秋則霧露溼潤乍寒乍熱宜本方加白朮一觔
蒼朮二觔

一冬則嚴寒地凍人身之氣收藏於內宜本方加

烏藥二觔

奪命還真丹

此丹不但治大麻風癩風瘫風冷風蝦蟆雞爪螻蟈諸症即中風癱瘓遍身筋骨疼痛驚癇口吐涎沫婦人胎前產後月經不調並皆治之

全蠍　白殭蠶　陳皮

生地黃　杜仲　蔓荊子

知母　甘菊花　黃連各一兩

黄芩 熟地黄 肉桂
枳殼 柴胡 甘草
石膏 大茴香炒 防風
白术 半夏 白茯苓各二兩
明天麻 川芎 廣木香
藁本 白芍藥各二兩五錢 人參
菟絲子酒浸焙 獨活各一兩五錢 細辛五錢
蛤蚧酥炙一對
右三十一味共爲細末煉蜜爲丸如彈子大金箔

為衣每用一丸隨症用湯引嚼下一方加西牛黄
麝香氷片各一錢地骨皮二兩餘同
一中風癱瘓大痲風癩風等症茶酒任下
一遍身筋骨疼痛不省人事宜熱醋送下
一婦人胎前産後月經不調者俱宜香附湯下
一驚癇口吐涎沫宜温酒化下
一冷風寒溼等症宜用黑豆炒焦烹酒下

洄生丸

治大痲風症能消風順氣諸般風症皆可服之

人參不拘多少　川烏　草烏
白芷　當歸　槐角子
何首烏　枳殼　連翹
海風藤　烏藥　杜仲
桔梗　石楠葉　肉桂各四兩
乾薑　白殭蠶　甘草
赤芍藥　升麻　虎骨
防己　白花蛇酒浸　乳香去油
沒藥去油　沉香各一兩

右二十六味共為細末用麻黃二十觔去節水煎一日去渣將汁熬成膏入藥末和為丸每丸重五錢清晨送下一丸不可見風而方中川烏草烏乃諸風之首藥必先製煉精詳莫待臨時不及

附製川烏草烏法

川烏取八錢一枚者佳二物將米泔水好醋各浸一夜用薑汁火酒調麴將二物包裹在內慢火煨熟取出用陰陽瓦焙乾為末收貯聽用如火症面赤者宜減去之

東華玉髓

治癘風症癱爛敗脫者非服此藥不能全愈

大楓肉四兩　乳香去油　沒藥去油

血竭各一兩　地龍七錢　雄黃五錢

珍珠　琥珀　冰片各三錢

牛黃二錢五分　阿膠一錢　麝香六分

右十二味共為細末以楓子肉和匀每服一錢温酒下如便閉者加芒硝內熱者柿餅湯下內寒者花椒湯下虛怯者人參湯下

順氣搜風接命丹

治厲風內熱九竅不利口鼻腐爛身發瘡痍

滑石　牛膝各一兩五錢　大楓肉八兩

荊芥一兩　防風　川芎

當歸　赤芍藥　麻黃各五錢

黑山梔　黃芩　連翹

白朮　甘草　薄荷

桔梗　全蝎　蟬蛻

羌活　獨活　胡麻

葛根各六錢　石膏八錢　人參二錢五分
雄黄一錢五分　木香七分五釐　麝香五分
右二十七味共為細末酒煮黄米糊為丸如桐子
大每服五十丸食遠温酒下
換骨散扁鵲方
治癩風面上黑腫肌肉頑麻手足疼痛徧身生瘡
先灸五臟俞穴後服此藥
烏梢蛇去頭尾酒煮取肉　白花蛇同上製　石菖蒲
荆芥穗　蔓荆子　天麻酒炒

何首烏小黑豆拌蒸曬　白楊樹皮炒各二兩　甘草炒

地骨皮酒炒　枳殼麩炒　杜仲鹽水炒

當歸酒炒　川芎酒炒　牛膝鹽水炒各一兩

右十五味共為末每服二錢温酒下

守中丸

治厲風蘊熱上盛頭面七竅獨甚者并治風毒生蟲

防風　胡黃連　陳皮

黃芩　天麻　升麻

山梔　荊芥　苦參
連翹各一兩　牛蒡子　當歸
胡麻　皂角　白蒺藜
蔓荊子各三兩　羌活　獨活各一兩五錢
甘草　硃砂　白芷各五錢
乳香去油　沒藥去油　麝香
氷片各二錢　牛黃一錢
右二十六味共為細末米糊為丸如梧子大每服
三錢淡鹽湯送下

神仙紫菀丸

治癘風症驅風順氣清熱殺蟲利竅安神養血調營面面周到功難盡述

白花蛇用酒一碗浸一宿去皮骨曬乾再入酒內浸再曬以酒盡為度

甘草　石決明各一兩　防風

羌活　細辛　川芎

赤芍藥　獨活　白蒺藜

蒼朮　枇杷葉　白芷

苦參　五加皮　金銀花

天麻　牙皁各五錢　人參
當歸各七錢五分　何首烏　荆芥
威靈仙各四錢　白附子　牛蒡子
草烏　石菖蒲　川烏各二錢二分
蛇牀子　麻黄各二錢　木香
沉香各二錢五分　乳香去油　没藥去油
胡麻各一錢　雄黄　辰砂各五分
肉菓一枚　麝香　定風草各一錢五分
右三十七味共為細末用大楓子二觔去殼搗碎

酒拌入罐內箬紙包口鍋內重湯煮一夜成膏入前藥末煉蜜為丸如桐子大每服百丸茶酒任下

牛黃搜風丸

治癘風血虛風熱肉盛筋攣骨疼肢體若廢並身發紫塊血風等症

大楓肉（去油淨五兩）　陳皮　當歸身

山梔　何首烏　黃芩

白芍藥　黃柏　五靈脂

熟地黃　白附子　川芎

皂角子　青皮　石菖蒲
烏藥　地骨皮　枳殼
北細辛　羌活　川萆薢
獨活　連翹　前胡
藁本各一兩　威靈仙　苦參
白殭蠶　人參　白朮
防風　血竭　牛膝各三兩
白芷　草烏各五錢　木香
牛黄各三錢　香蛇一條酒浸去骨炙

右三十八味共為細末米飯為丸如桐子大每服七十丸清茶送下若紫塊血風者加桃仁蘇木各二兩每服五六月表汁一次忌食牛羊豬雞鵝等肉有毒及動風菓品遠酒色戒憂怒慎寒暑為要

芎朮丹

治痛風半肢軟癱泥壁風遍身風氣及凍風起身不得一服全愈

川芎　枳殼　甘草

白茯苓　桔梗各三錢五分　烏藥

蒼朮　威靈仙　陳皮
羌活　白芷　當歸
黄芩　蒼耳子　秦艽
白朮　杜仲　熟地黄
香附　海風藤　牛膝
木瓜　防風　紅花
苡仁　荆芥各五錢　川烏
草烏各一錢　白花蛇一寸

右二十九味用麻袋盛好放酒罎内封固隔湯煮

半日許候透埋土中一日夜出火毒每日不拘時

飲一茶杯服盡即好不用加減

柏葉散

治癘風

柏葉　麻黄　山梔子

枳殼　羌活　羊肝石

白蒺藜　升麻　子芩

防風　牛蒡子　荊芥

茺蔚子　大黄各五錢　苦參一兩

烏蛇一條

右十六味杵為散每服二錢温水調下日七八服

天真玉髓丸

治厲風兼紫雲風

白蒺藜炒去刺　草胡麻去土微炒　苦參鮮明者佳

荊芥　當歸身酒洗　防風去蘆各四兩

海風籐香者為上如馬鞭一根切出花紋如檳榔尤妙　枳殼去穰淨

白朮有溼痰在胃則用之如胃不痛及無痰則不用　木通各二兩

乳香去油　沒藥去油如不痛不必用乳香沒藥

牛膝病在下部則加　川桂枝手臂痛用之如鼻塞不必用各一兩
重全蝎七枚　大楓子五兩同天麻五錢煮去白衣膜石臼內搗碎和勻
虎骨酥炙二兩止痛不痛不加
右十七味共為細末水法疊丸每早午晚各服三
錢白湯送下用香櫞片過口忌食麪醬醬油火酒
川椒羊鵝發物等味惟烏魚芝蔴相宜如服此丸
反覺飲食少進身體倦怠疲困則藥力到矣須耐
心久服可保全功漸加至五錢七錢更妙
心按以上十方自泗生丸起至此方皆從白花蛇

丸變化而出然其中有風盛熱盛溼盛化蟲之別又有氣虛血虛經絡臟腑淺深之不同學者能於此十方中用藥之理細心參究而後臨症變化操縱在手無餘蘊矣

蜚龍分師丸

治癘風毒盛鬚眉脫落

白殭蠶　白花蛇　穿山甲

香蛇　蠶砂　全蝎

鹿角各一兩炒　蜈蚣五錢　蟬蛻二兩

右九味共為細末每服四分温酒下此藥亦可加入各方之內無不取效

白玉蟾蜍遺方

治厲風麻癢癱瘓肉爛筋攣腫痛危困者並治大痲風雞爪彈曳螻蟈冷痲等症如神

胡麻　牛膝　木瓜

山梔　黃柏　蒼朮

天麻　五加皮　白蒺藜

海風藤　羌活　苦參

當歸各三兩　代赭石醋煅七次　蘄蛇各一兩

蒼耳子　水銀麪包煨　硃砂各三錢

右十八味各為細末取新鮮大楓子肉二十四兩敲碎以水二十碗煮至十碗濾乾入石臼內杵爛入水銀硃砂代赭蒼耳四味研至不見水銀星為度再將楓肉汁打陳米糊丸每日卯午酉各服三錢或二錢五分酒下

內府藥酒方

治癘風服前諸方大勢漸退血虛脾弱筋骨疼痛

餘邪未清者宜服此酒調理脾胃益血養榮順氣培元爲病已衰其半調理培養之方非病正盛時之方也

甘草　破故紙　蒼朮各二錢

何首烏　人參　五加皮

草烏　肉蓯蓉　砂仁

白朮　杏仁　當歸

川椒各一錢七分　小茴香　牛膝

虎骨　枳殼　半夏

香附　青皮　枸杞子
兔絲子　良薑　木香
厚樸　白扁豆　赤芍
陳皮　枳實　防風
生地黄　熟地黄　荆芥
天門冬　五味子　麥門冬
三稜　莪朮　檳榔
吳茱萸　桔梗　桑白皮
藁本各一錢　胡桃肉去皮　紅棗去核

白　糖各五兩六錢七分

右四十六味㕮咀用燒酒白酒釀各六觔盛罎內以絹袋盛藥掛罎內紮緊放鍋中重湯煮三炷香為度埋土中七日出火毒每服用磁杯頓溫隨量飲之

再造至寶丹

治風傳五臟五死危症血肉筋骨各有見症各照方後加以輔佐服之即能轉危為安功同再造故名之曰再造至寶丹

大楓肉去遍身風　白蒺藜去腸內風　防風去膽表風
苦參去足風各二觔　荊芥去皮毛風　胡麻去五臟風
當歸活血各一觔　天麻去麻木十兩　棕灰去惡血五錢
黃連退熱如冷風不用　烏藥去遍身風各四兩　雄黃去毒五錢
海風藤去手足風　人參補氣各八兩　甘草
官桂去寒溼如熱風則不用各用七兩　天竺黃
檀香根各二錢　麝香通諸竅一兩
右十九味共為細末米糊為丸如梧子大每服三
錢溫酒送下忌生冷油膩葷腥發物凡風症五臟

各有所因五死有可治之法

一肺經毒盛眉毛先落宜本方加零陵香皂角刺各二兩

一肝經毒盛面起紫泡宜本方加何首烏五兩

一腎經毒盛脚底先穿宜本方加血竭二兩

一心經毒盛先損其目宜本方加珠屑一兩

一脾經毒盛遍身瘡癬宜本方加蒼朮八兩

一麻木不仁者冷風也宜本方加天麻蒂一兩

一肉死割切不痛者宜本方加附子二兩

一血死則潰爛成膿宜本方加歸尾八兩
一筋死則手足脫落宜本方加白殭蠶三兩
一骨死則鼻梁崩塌宜本方加骨碎補三兩
凡五死兼見者大命將絕然不認遽棄不得不勉盡人力以冀萬一

祛風五香餅

治癘風穢惡毒邪內盛傳於經絡臟腑表裏俱病徧身瘡爛筋骨攣痛音嘶色敗損目壞鼻肌肉麻木甚至手足脫落切割不痛者此方發表清理開

竅通經扶正驅邪解毒功效甚大

麻黄　鬧陽花　天雄各一觔

紫背浮萍二觔　當歸八兩　明天麻

羌活　防風　白芷

白朮各一兩　升麻　枳殼

薄荷　白殭蠶　苦參

葳靈仙　防己　皂角針

白蒺藜　大力子　甘草

川黄連各一兩

右二十二味用陰陽水煮半日去渣熬成膏

沉香　木香　乳香去油

没藥　人參各一兩　蟬蜕

蜈蚣去頭足炙脆　雄黄各五錢　麝香一錢

白花蛇一條酒浸去皮骨曬乾

右十味共爲細末同前膏和合成餅如圍棋大每服一餅火酒化開更用温酒送下取出臭汗五六服全愈

通閉散

治諸風初起服之開竅

雄黄　天南星　半夏

川芎　草烏　明天麻

硃砂各等分

右七味杵為散每服二錢温酒調下

肥皂丸

治麻風潰爛日久肌膚癢搔生蟲乃風熱所化

百部新鮮者洗淨曬乾蒸爛十兩　鮮肥皂

紫背浮萍陰乾温火焙燥為末各四兩　浮皮硝二兩

右四味共搗爛至極細丸如青梅大早晚洗浴淨臉用以遍擦

松萍散

治大麻風

松香（不拘多少以澄清河水不經礬者入銅鍋内煮約換水煮數十次水白為度十兩）

楓茄花（一名兎兒苗其木殘地如紫茉莉葉似蓼花其花甚多與白玉簪色形無二產野地及菴觀三四月出二兩炒）

紫背浮萍（先曬乾後炒取淨末四兩）

右三味共為細末不拘茶酒食物俱可拌服以愈為度忌食一切發物葷腥愈後仍忌百日

蛇鴨煮丸

治大麻風毒厲内盛潰爛不堪臭穢難聞諸藥不效者用此最效

肥大雄鴨一隻餓一日用赤煉蛇一條切碎以麻黄羌活各四兩大附子二兩麝香一錢陳米二升俱為細末用黄酒燒酒各一碗拌勻作三四次與鴨食盡待鴨毛將落殺之用好酒煮爛去骨入石臼内搗極爛再入後藥

當歸　白花蛇

金銀花各四兩　蛇蜕一兩　土茯苓四兩

血餘　伏龍肝各五錢

右七味共為細末和鴨共搗爛極勻加酒搜和為

丸如梧子大每服百丸温酒送下半月自愈

番麻酒

治風入筋骨拘攣疼痛肌膚潰爛日久毛孔生蟲

番木鼈一兩酥油潤三面火炙黄不可焦枯研末

麻黄八兩大罐煎汁傾出再煎取汁二升復用文武火緩緩煎至黄色為妙研細末

右二味每以製番木鼈末一兩加麻黄末一錢五分和研收入磁瓶封貯勿令洩氣春夏每用二分秋冬每用四五分好陳酒調服以醉為度預掃空房一間四圍勿令透風俱要遮好先用布衫一件

青褌一條以雞子清塗遍裏面令病人先穿此衣褌再將綿被蓋之方服藥酒俟臭汗出透方去被換衣看衣上有蟲數合無蟲則風從汗解病出一半換下衣褌掘一深潭埋之勿使人見以免傳染如汗未出透再服一次照前謹慎如法隨服大補湯五劑看人老小稟質厚薄病之遠近輕重不可一例治之輕者一服追蟲發汗即愈重者二三次百發百中

加減大造苦參丸

治大麻風及諸風赤白癜風

苦參一觔　蔓荆子　牛蒡子

何首烏　禹餘糧　黄荆子

枸杞子　蛇床子各三兩　防風

胡麻子生熟各半　荆芥　皂角刺

蒼耳子各十兩　香白芷一兩五錢

右十四味共為細末皂角搗爛熬膏入前藥為丸

如桐子大每服五十丸茶酒任下

龍蛇丸

治大風肌肉頑麻皮膚瘙癢遍身疥癩癮疹面上遊風或如蟲行紫白癜風賊風攻注腿脚生瘡

川烏　白芷　苦參

胡麻　荆芥　防風各三兩

白附子　白蒺藜　山梔子

川芎　羌活　當歸

赤芍藥　獨活各一兩　大楓子去殼

地龍　何首烏　葳靈仙各二兩

蔓荆子一兩五錢　烏蛇一條好酒浸煮熟去骨取肉曬乾或焙

右二十味共為細末酒糊為丸如桐子大每服四十丸茶湯下

洗浴方

治大麻風徧身瘡爛癢搔紫白癜風

紫背浮萍陰乾　百部　荆芥
苦參　蛇床子　蒼朮
千里光　白芷　劉寄奴
大黃　番木鼈搗碎　防風
白殭蠶　烏藥　白鮮皮各等分

右十五味用水一桶煎去十分之三取湯洗浴必待汗出而止切勿透風浴後飲前藥酒溫睡至四五日後又浴一次再五日後又浴一次酒到病除皮膚顏色如故飲前藥酒將半兼服大補氣血丸藥致腠理固密永絕此患

神應養真丸

治厲風初愈陰血必虛用此調補

熟地黃酒蒸搗膏　當歸　天麻

羌活　宣木瓜　川芎

兔絲餅　白芍

右八味共為細末煉蜜為丸每服百丸淡鹽湯或酒服

酥蜜膏酒　千金

治肺氣虛寒癘風所傷語聲嘶塞欬喘上氣喘嗽乃寒鬱於表熱邪內蘊聲瘖不出

酥蜜　崖蜜　飴糖各一升

生薑汁　生百部汁　棗肉

杏仁各半升研　柑皮五具研末

右八味先將杏仁和水三升煮減半去滓入酥蜜薑飴等味文火再熬取二升温酒調服方寸匕細細嚥之日三服七日痰色變十四日唾稀二十一天嗽止

本方去百部柑飴加通草款冬各二兩菖蒲人參竹茹各一兩五味細辛桂心各半兩名通聲膏

肺竅為風寒所襲而致喘欬上氣語聲嘶塞故用薑汁杏仁柑皮百部温散肺絡之結膠飴棗肉乳酥崖蜜熬膏酒服通行脾肺之津津回燥潤而聲

自復矣於本方中除去百部柑皮之耗氣膠飴之助壅加五味人參資肺之津款冬竹茹清肺之燥桂心細辛搜肺之邪通草菖蒲利肺之竅仍取前方中酥蜜杏仁薑汁棗肉滋培津氣而通其聲蓋酥蜜膏酒專滋肺胃之燥通聲膏專資脾肺之津津本大腸所主故千金以此方隸諸大腸麻門

醉仙散

治癘風遍身麻木衞氣受病先起於面者

亞麻俗名大胡麻　鼠粘子炒　枸杞子

蔓荊子炒各一兩　白蒺藜炒去刺　苦參
防風　栝蔞根各五錢
右八味杵為散每用末一兩五錢入輕粉二錢拌匀每服一錢茶清調晨午各一服服至五七日齒縫中出臭涎令人如醉或下膿血病根乃去量病者强弱用之病重者須先以再造散下之候五七日元氣將復一方用此藥忌一切炙煿厚味止食淡粥時菜烏梢蛇酒煮淡汁食之以助藥力或用水泛為丸服之免傷口齒此冥眩之藥中病即已

不可過劑以致糜傷口齒之患

通天再造散

治風毒內盛閉塞竅隧實熱內結其人壯盛者可用若元氣虛者慎用或服此藥一服間用調補藥二服輪流間用病去即止

皂角刺獨生者去尖　大黃炒各一兩　鬱金五錢

白牽牛頭末六錢五分生熟各半

右四味為末每服五錢日未出時以無灰酒調面東服之當日必利下惡物或臭膿或蟲如蟲口黑

色乃是年深者赤色是近日者數日後進一服無蟲積乃止

生津養血膏

此膏清氣化痰生津潤燥乃調補肺與大腸之要劑蓋厲風愈後津液必傷須繼之以養血益陰乃一定不易之理也

天冬肉八兩　生地黄六兩　麥冬肉

川貝粉各四兩五錢　牛膝三兩　白菊花

知母各二兩

右七味水熬成膏以滴水不散為度冷一週時調入川貝母粉收瓶埋土中七日後臨睡時溫酒和服五錢

首烏歸地丸

功效等於前方取其便於常服

製首烏八兩　百部　生地黃各五兩

秦艽　當歸各三兩　車前子

牡丹皮　白菊花各二兩

右八味共為細末煉蜜為丸如梧子大早晚空心

百滚湯吞服五錢

珍寶三生丹

治邪昧半肢軟癱瘓風

火麻仁　大黄　山萸肉

山藥　兎絲子　枳殼炒

檳榔　牛膝各三兩　郁李仁

車前子　獨活各三兩五錢

右十一味共為細末煉蜜為丸如桐子大每服百丸茶酒任下

心按此方益血潤燥行氣驅風消瘀清熱亦病後調理之方也

鉛硃條子

治大麻風用此薰之

硃砂三錢　槐花二錢　水銀

鉛皮各一錢　銀硃五分

右五味先將鉛皮剪碎收入水銀和各藥為燻條每日燻臍二次須飽食時口含清水頻頻吐換以愈為度

神仙換骨丹

治鼓槌軟癱風

大黄　白芷　槐花

川芎　防風各一兩　乳香去油

沒藥去油　木香　沉香各三錢

蒼术二兩　草烏生煨各半　北細辛

苦參各一兩五錢　麝香五分　紫背浮萍三兩

右十五味共為細末用麻黄煎膏加煉蜜為丸重二錢硃砂為衣每服一丸陳酒或葱湯磨服

豨薟散

治軟癱風並風氣攻沖遍身疼痛不能起床

蒼耳子　豨薟草　胡桃肉各二兩

金銀花　五加皮　地骨皮

防風　海風籐各一兩　當歸五錢

紅花二錢

右十味剉碎用三白酒一罎將前藥用絹包好貯罎內隔湯煮令透冷一日每空心服一鍾三四日後服鍾半酒乾病愈

蘄蛇酒

治厲風血虛筋骨疼痛手不能舉足不能履風毒攻注或流走不定

黃柏　苦參　甘菊花
丹參　牡丹皮　金銀花
當歸　赤芍藥　百部
赤茯苓　枸杞子　蔓荊子
川萆薢各一兩　桑枝一兩五錢　生地黃二兩
秦艽　獨活　威靈仙各五錢

蘄蛇一具去頭尾如烏梢蛇亦可用

右十九味用火酒黄酒各半共十五觔隔湯煮滚取出將壜埋土中退火七日飲之以愈為度

消風散

治癘風紫白癜風一切風癩

蒼朮米泔水浸炒　麻黄去節各一兩　當歸酒洗

川烏　防風　草烏

荆芥　金銀花　白芷各五錢

天麻麪包煨　桂枝　赤芍藥

釵石斛　海風藤　全蝎去尾酒洗

薄荷　陳皮　甘草各三錢

花蛇四兩酒洗切片炒

右十九味共為細末磁罐蜜收每日午時稱藥末五分無灰酒調服十日外加至六分二十日外加至一錢不可間斷一料即愈藥完多服補藥以培元氣

又方

治同上

大蜈蚣五十四條好酒一觔半瓶内煮透取起曬乾　薏苡仁
檳榔　宣木瓜各一兩　陳壁土炒成珠四兩
穿山甲六十片用蜈蚣酒煮
右六味共研細末加明雄黄五錢和匀每服二錢
清晨空心白酒調服盡量飲醉絮被取汗終身忌
食鯉魚
漆甲散
治大麻風兼治癩症
穿山甲一隻不拘大小務要頭尾爪甲毫無損缺方可入藥倘有不全則患者亦於斯處不能全

愈矣以溼絹拭淨灰塵須去淨用上好嚴生漆一觔絞去渣將山甲徧身漆到陰乾又漆以漆完為度再陰乾用火酒浸一日夜取起風乾覓無焴大罈一個將山甲四肢分作五塊用雙銅絲穿縛懸放罈內四邊不可挨粘鹽泥封固罈口開一孔用文武火煅煉看罈口烟盡即退火候冷取出鋪放地上一二時研細末每穿山甲一兩加透明硃砂五分

右研和收貯每服三錢燒酒調服仍以燒酒過口每日三服忌鮮魚雞鵝羊肉麪食惟鴨臘肉豬腰可喫或病者欲頭先愈即先研山甲頭服之餘倣此如聽其緩效即合研可也若鬚眉已落服完再服長松即仙茆可復生矣

荆防丸

治大麻風眉髮脱落神效

防風　荆芥　蟬蜕

白芷　明天麻　何首烏

羗活各八兩　大黄　牛蒡子

大楓肉四兩

右十味為末眼赤者加甘菊花一兩眼痛者減大楓肉三兩加全蝎七錢煉蜜為丸如梧子大每服三錢酒下

四磨丹

治癩瘋彈曳瘋

鬧楊花酒拌九蒸九曬　敗龜版煆各三兩　蒼耳子炒八兩

番木鱉四十九粒酥煮三沉三浮為度

右四味各為細末和勻入筒內掛當風處七日初服五分三四日六分漸加至一錢空心熱酒調服

消風藥酒

治瘋癩瘋癬血瘋紫白癜瘋鵝掌瘋雞爪瘋一切肌膚四肢頭面瘋毒俱效

防風　小青皮打碎　直殭蠶炒去絲
白鮮皮　羌活各五錢　鑽地風
當歸　刺蒺藜各一兩　荆芥
葳靈仙　蟬蛻各三錢　製天麻二錢五分
土荆皮三錢五分
右十三味以火酒五觔浸五日每日飲一二盃外
用後方浸酒搽之其癩自愈經驗多人
地黄根八兩　荆芥　白鳳仙花各四兩
木鼈子　公檳榔各三十枚　白砒

雄黃　潮腦各一兩　白芷

白芨各一兩五錢　沉香研細二錢　麝香一錢

母丁香五錢　防風六兩

右十四味用火酒十觔共入罎內封固浸七日搽

之

胡麻散

治厲風渾身頑麻或如鍼刺徧身疼痛手足癱瘓

紫背浮萍七月採一觔　黑芝麻炒四兩　蘇薄荷二兩

牛蒡子炒　甘草炒各一兩

右五味為末每服三錢茶酒任下日三服

母造散

治大風惡疾營血受病先起於足者

鬱金五錢如無赤檳榔代　大黄皂莢煎酒煨一兩　大皂角刺炒五錢

白牽牛取頭末淨六錢生炒各半

右四味杵為散分五服五更時以無灰酒調服服後當下惡物禁一切厚味發毒動風等物鹽醬糟醋椒薑麩麪等

九龍丸

治厲風焮腫癢痛

當歸　苦參各二兩　防風

荊芥　羌活各一兩五錢　蟬蛻

川芎各五錢　全蠍滾水泡去鹽一錢　大楓仁八兩

右九味俱木臼內逐味杵為細末紅米飯為丸如梧子大不得見火日陰乾布囊盛之每服三錢茶清送下日三服病起一年者服一料十年餘者服十餘料一方少川芎蟬蛻多大胡麻二兩風藤一兩如下體甚者加牛膝二兩風藤一兩

漆黄丸

治厲風赤腫硬痛不癢

生漆　雄黄另研　皂角刺各四兩

蟾酥　麝香另研各三錢

右五味以水三升先入皂角刺煎至一升去滓下漆煎沸如八成銀花相似候漆浮花盡則水乾不粘手即離火却下雄麝蟾酥木槌研匀衆手為丸如菉豆大每服五十丸午時五更各一服熱酒下身瘡音啞者急以生蝌搗汁類進并塗患處以解

鵝翎散

治癘風惡疾赤腫腐爛·

番木鼈麻油煮一兩　乾漆煅令烟盡三錢　苦參·

皂角刺各二兩　白鵝毛一隻燒存性至不見星為度

右五味杵為散分作五十服侵晨温酒或茶清送下亦可用蜜作丸分五十服

蜈蚣散

治癘風赤腫

蜈蚣五十條去頭足酒煮　雄黃二錢　牛膝生用

穿山甲生漆塗炙　檳榔　薏苡仁炒各一兩

右六味杵爲散酒服二錢出汗連服三日效

左經丸

治手足不遂筋骨疼痛遍身風瘡

大草烏去皮臍　木鼈子去殼　白膠香

五靈脂各三兩五錢　班毛五枚去頭足翅醋炒

右五味共爲細末用生黑豆去皮爲末一升醋和

丸如芡實大每服一丸温酒磨下治筋骨痛未經

鍼刺者三五服見效此方曾醫一人軟癱風不能

行不十日見效大為奇妙

必勝散

治厲風惡疾營衛俱病上下齊發

赤檳榔　皂角刺炒各五錢　大黃酒煨一兩

白牽牛生取頭末六錢半炒　甘草生炙各一錢　輕粉三錢

右六味杵為散壯年者分五服中年者分七服每服入黑糖或白蜜二匙薑汁五匙調服臨卧時腹中稍空薑湯送下至三更遍身麻木如鍼刺頭目齒縫俱痛此藥尋病根重者七日行一次稍輕者

十日半月行一次以三五遍為度病退後眉髮漸生肌肉如故如齒縫中有血以黄連貫衆煎湯漱之

樺皮散

治癘風肺經熱壅風毒上盛遍身搔癢

樺皮四兩　荆芥穗　枳殼炒　杏仁去皮尖另研各二兩　甘草一兩生炙各半　亞麻三兩

右六味杵為散每服四五錢食後温酒米湯任下

踈風散

治邪昧壁泥鎡鉋蠱瘋水熱血瘋

薄荷　羌活　獨活

荊芥各三錢　葛根　黃柏各七錢

苦參五錢　牛蒡子　山梔

何首烏　人參各一錢　白殭蠶

防風　白蘚皮　黃連

蔓荊子　連翹　明天麻

黃芩各五分　葳靈仙　白蒺藜各八分

全蝎　白芷　甘草

仙靈脾人虛五分

右二十五味杵為散每服五六錢先用酒煎服二十劑後用水煎服服後飲酒盡量至百劑四月之後病必全愈再照煎藥加十倍為末加乳香沒藥沉香血竭各一兩牛黄冰片各一錢麝香三錢用淡仁米為末酒煮糊丸桐子大硃砂為衣每服百丸温酒下

大消風散

治脱根魚鱗鵝掌鐅飽癢風戴毛雞爪風

防風　白蒺藜　荊芥
苦參　胡麻　黃芩
柴胡各十二兩　麻黃八兩　乳香去油
沒藥去油　麝香各三錢　大楓肉去油一觔
右十二味杵為散每服六錢先用水煎服後用全料不可見火曬燥為末酒米煮糊為丸如桐子大每服五十丸日三服酒送下如病面上重加白芷海風籐蟬蛻各四兩升麻五錢四肢重者加羌活獨活各四兩口眼歪斜加白殭蠶四兩服此丸須

用細辛蒼耳馬鞭草煎湯洗浴避風取汗為妙

油風藥酒

治油風面上及身上俱有不知痛癢

當　歸四兩　蝨胡麻研碎　大生地銅刀切片

玉　竹各三兩　川　芎五錢　殭　蠶炒研

白蒺藜炒去刺　石菖蒲　牡丹皮

荊　芥　防　風　白　芷

赤芍藥各一兩

右十三味剉片散藥入罎用火酒五觔拌勻封罎

口如飲時陳無灰酒對和飲之服此三料無不全愈

硫黄膏

治面上生瘡及鼻臉赤風粉刺

生硫黄　白芷　栝蔞根

鉛粉各五分　芫青七枚去翅足　全蠍一枚

蟬蛻七枚

右七味共為細末用麻油黄蠟各五錢熬烊離火入諸藥末調勻磁器收貯久則愈妙至夜洗面後

以少許細細擦之擦過即拭去否則起泡近眼處勿擦三四日閻瘡腫自平赤風自消風刺粉刺一夕見效

鼠粘子散

治面上風癢

鼠粘子生用一兩五錢　連翹　防風

荊芥　枳殼　桔梗

蔓荊子　白蒺藜炒去刺　當歸

蟬蛻　厚樸各一兩

右十一味杵為散每服四錢加生薑一片葱白一莖水煎薰洗并服之

硫僧散

治紫白癜風汗斑

硫黄　蜜陀僧各一錢　白砒六分

右三味共研細末陳醋調擦之

苦參酒

治白癜風

苦參五觔　露蜂房五兩　刺蝟皮一個

右三味咀片水三斗煮一斗去渣用汁細酒麯五觔炊黍米三斗作飯拌麯同藥汁如釀酒法酒成榨去糟食前温服一二盃

礬硫膏

治瘋爛瘡

枯礬四兩　花椒三兩　蛇床子二兩

白砒　硫黄各一兩　生礬五錢

右六味共研如泥猪油調搽患處

班龍八師丹

治螻蟈瘋

威靈仙　蒼朮　透骨草

川烏　草烏各等分

右五味杵為散每服三錢酒服取汗避風為要

神效追風丸

治蝦蟇瘋熱疙瘩瘋

苦參六兩　大楓肉四兩　荊芥二兩五錢

麻黄　當歸　羌活

白朮各五錢　黄芩　白芍

川芎　白殭蠶　人參

白蒺藜　胡麻　防風各一兩

乳香去油　没藥去油各二錢二分　麝香四分

右十八味共為細末酒煮黄米糊為丸如桐子大

每服五十丸酒下

玉樞丹

治白癜疹瘋

苦參　當歸　元參

荊芥　蒼朮各八兩　羌活

烏藥　胡麻　藁本
蒼耳子　川芎　獨活
白芷　白蒺藜　防風
大楓肉　甘草　麻黄
紅花　牛蒡子　天麻
白殭蠶　琉璃煅灰　海風藤
薄荷　元胡索　秋石
夏枯草　犀角　旱蓮草
虎骨　血竭　柴胡

蘇木　蟬蛻各二兩　牛黃一錢

麝香二錢　廣木香　沉香

檀香　乳香去油　沒藥去油

仙靈脾各一兩五錢　桑螵蛸　[illegible]仁

大黃　桔梗　貝母

烏藥　半夏各一兩

右五十味共為細末將粗藥頭煎汁煮米糊為丸如桐子大硃砂為衣用黃芩大黃羌活獨活防己防風連翹黃柏桔梗荊芥當歸山梔木通甘草半

夏紫蘇薄荷升麻川芎麻黄烏藥等味煎汁送下
百丸或酒下朝夕服之避風爲要

護元丹

治乾瘋白癜瘋

防　風　白鮮皮　麻　黄
大楓肉去油　當　歸　牡丹皮
山　藥　兎絲子　牛　膝
川續斷　黄　柏　黄　芪各二兩
澤　瀉　白茯苓　黄　芩

廣桂枝　乳　香去油　紫荆皮
沒　藥去油　知　母　白　芷
荆　芥各一兩　熟地黄四兩　胡　麻四合
右二十四味共為細末煉蜜為丸如桐子大先用
愈風湯洗浴切忌避風食後煖酒送下百丸即睡
取汗隔五日取汗一次三次即愈

乳香搜風丸

治血痺餘飽痛瘋半肢截毛泥壁水冷瘋漏蹄雁
來雞爪瘋

升麻　牛蒡子　胡麻
白鮮皮　連翹　豨薟草
苦參　桑寄生　當歸
懷生地　秦艽　枸杞子
檳榔　何首烏各四兩　凌霄花
鼈甲一枚重一兩者佳　川芎　大楓肉去油同川烏煮
防己各一兩　虎脛骨酥炙　陳皮
牛膝　甘菊花　紫草
海風藤　木瓜各二兩　杜仲

甘草一兩五錢　白芷一兩二錢　薏苡仁六兩
芝麻二合　乳香三觔用河水添換煮四五次為度又用川烏十兩搗碎煎汁一鉢入乳香煮至汁盡為度再用防風石菖蒲荆芥蒼朮各四兩煎汁一鉢入乳香煮至汁盡為度又用石菖蒲四觔搗汁一鉢入乳香煮乾為細末每製乳香一觔配成藥一料

右三十二味共為細末用鮮皂角刺三觔搗碎水煎去渣熬成膏入前藥搗丸如桐子大初服一錢五分三日後服二錢又三日服二錢五分再三日服三錢為止服至二十日伸指酸麻一月後容顏光潔服至百日而愈

棗靈丹

治鼓槌白癜熱瘋

大楓肉　胡麻仁各四兩　苦參

荊芥　防風　海風藤

何首烏　牛蒡子各二兩　桔梗

檳榔　兩頭尖　烏藥

白蒺藜　石膏　白殭蠶

滑石　石菖蒲　甘草

明天麻　木通　甘枸杞

山梔　甘菊花　薄荷
天花粉　芒硝　威靈仙
葶藶　廣木香　黃柏
車前子　羌活　陳皮
白朮　厚樸　柴胡
藁本　遠志　麻黃
蟬蛻　血竭　乳香去油
沒藥去油　青皮　胡黃連各一兩
川黃連　辛夷　花蕊石

麝香　梧桐淚　冰片各五錢
牛黃一錢
右五十二味共為細末以棗肉和搗為丸如菉豆
大每服六七十丸春用滚湯夏用茶秋用鹽湯冬
用酒服
小棗丹
治鵝掌癬瘋
防風　白殭蠶　荆芥
何首烏　全蝎　蔓荆子

羌活　牛蒡子　獨活
威靈仙　黄芩　赤芍藥
生地黄　大楓肉　大黄
苦參各二兩　薄荷　枸杞子
明天麻　天南星各一兩　柏枝
山梔各四兩　甘草五錢　兩頭尖重一錢一枚
白朮一觔
右二十五味共為細末棗肉為丸如桐子大每服
六十丸薄荷湯送下

正陽丹

治血瘋鵝掌血痺半肢軟癱癢瘋冷瘋蝦蟆瘋

人參八兩酒漿浸曬　白蒺藜　犀角

石楠枝　乳香去油　沒藥去油

紅花各二兩　白殭蠶炒一兩五錢　甘草五錢

苦參一觔酒漿薑汁各浸一夜曬乾

右十味共為細末蜜丸如桐子大每服四十九丸茶酒任下一日三服

一粒金丹

治魚鱗刺瘋癉曳瘋

白膠香三兩五錢　京墨　紫背浮萍

阿膠各二兩五錢　五靈脂　草烏炒各二兩

番木鼈五錢　當歸　乳香去油

没藥去油各七分五釐　地龍　麝香各二分五釐

右十二味共爲細末用麻黄二兩煎汁煮大米飯爲丸如龍眼核大硃砂爲衣每服一丸温酒送下如有黑汗從脚底心出爲騐

奇效丸

治蛇皮瘋脱根瘋饑飽漏蹄冷瘋雁來瘋等症

苦參六兩　白蒺藜　防風各三兩

牛蒡子　胡麻　當歸

蘄蛇　蔓荊子各一兩

右八味共為細末用大楓子肉三兩去油同飯糊

丸如桐子大每服三十丸熱酒送下

火龍丹

治蛇皮瘋脱根瘋魚鱗瘋漏蹄核桃瘋等症

大黃　辰砂　代赭石

火龍即死人蛆橫死者佳

右四味共為末先用防風荊芥煎湯洗浴然後用熱酒調服三錢被覆取汗毒從皮膚內追出後用雄黃硫黃代赭石花蕊石等分為末香油調搽

黃柏散

治手足皮枯破則如水窠或癢如疥癩併雁來瘋

胡椒五錢　黃柏　黃連

防風各四錢　大楓肉　枯礬各二錢

大茴香　花椒各三錢　雄黃

硫黄各五分　檳榔二枚　斑猫十枚
潮腦一錢五分
右十三味共為細末用臘猪油調搽如麻木者亦可搽其癢搔破搽之則皮自然如舊矣

烏頭圓

治宿患風癬遍身黑色肌體如木皮膚粗澀及四肢麻痺

草烏頭一觔入竹籮子内以水浸用碎瓦塊於籮内就水中瀧洗如打菱角法直候瀧洗去大皮及尖控

起令乾用麻油四兩鹽四兩入銚内炒令深黃色傾
出油只留鹽并烏頭再炒令黑色烟出為度取一枚
劈破心内如米一點白恰好也如白多再炒趁熱杵
羅為末用醋糊圓如梧子大乾之每服三十圓空心
晚食前温酒下

真州資福寺雅白老僧元祐閒有此疾服數年肌
體黑黯頓除脚力强健視聽不衰有一宗人遍身
紫癜風身如墨服踰年體悦澤許學士云教予服
之亦得一年許諸風疹瘡皆除然性差熱雖制去

毒要之五七日作烏頭粥啜之為佳
心按癘風之症必挾穢濁毒癘風熱之邪壅於經絡內通臟腑外達肌腠故使竅隧閉塞肌肉潰爛故初起毒盛者必以發汗而兼解毒清裏為務是以已前諸方多用羌防麻黄浮萍等表汗之峻劑而兼用雄黄麝香鬱金等芳香逐穢即以解毒開竅而其中川烏草烏木鼈殭蠶白花蛇等則尤為風藥之所必需而大黄芒硝等以通臟腑之積熱所謂表裏並治是也至於發汗攻裏之後津液必

傷陰血必虛故須用歸芍冬地人參貝母之類以生津養血又為病後調理之治故治此症之方雖多而用藥之大旨不過如斯而已

青囊集要卷九目録

一滴金

白附子散

又方

荆芥散

石膏散

茶調散

風熱頭痛餅

痛風餅子

定風餅子

鈎藤散

白芷圓

茸珠丹

硫黃圓

香麻餅

雜病四傷寒方

赤圓

四逆散

大陷胸丸

鵲石散

正元散

倉公散

少陽丹

真武丸

止汗紅粉

雜病五暑病方

五苓散

却暑散

雜病六痺症方

熨痺酒

續斷圓

增損續斷圓

芎附散

薏苡仁散

二妙散

活絡丹

十味剉散

茵芋圓

雪糕丸

靈仙牛膝丸

萆薢木瓜丸

酒浸牛膝丸

木通散

八風散

犀角散

木瓜散

棗礬丸

黄連散

黄癉敷臍散

青囊集要卷九

南海普陀山僧心禪輯
傳徒僧大智
大延仝校
門人王學聖

雜病三

頭風方

愈風丹

治諸風症偏正頭風上攻疼痛

防風　川芎　當歸

芍藥　大黃　芒硝

連翹　薄荷　麻黃

梔子　石膏　桔梗

黃芩　白朮　荊芥

甘草　滑石　生地黃

黃連　羌活　細辛

甘菊花　天麻　獨活

何首烏　殭蠶　白芷各一兩

右二十七味共為細末煉蜜為丸如彈子大每服一丸細嚼茶清下不拘時候

心按此治頭風之主方也其方即防風通聖散加味

透頂散

治偏正頭風夾腦風并一切頭風不論遠年近日俱效

細辛表白者三莖　瓜蒂七枚　丁香三粒

糯米七粒　腦子　麝香各一黑豆大

右六味先將腦麝乳鉢内研極細卻將前四味研匀另自治為末然後入乳鉢内盪起腦麝令匀用瓦罐子盛之謹閉罐口患人隨左右搐之一大豆許良久出涎一升許則安

黑龍圓

治一切中風頭疼

天南星泡洗　川烏黑豆蒸三次各半觔　石膏半觔

麻黃　乾薄荷各四兩　藁本

白芷各二兩　京墨一兩五錢

右八味共為細末煉蜜杵為丸如彈子大每服一丸煎薄荷茶湯嚼化下

又方

治八般頭風

草烏尖　細辛各等分　黃丹少許

右三味共為細末磁餅收貯用葦管搐入鼻中

一字散

治頭風

雄黃　細辛各一錢　川烏尖

右三味杵為散不拘時茶清調服一字日三服

頭風摩散金匱

大附子泡一枚　食鹽等分

右二味為散沐了以方寸匕摩疢上令藥力行

火筒散

治頭風鼻塞不利

蚯蚓糞四錢　乳香二錢　麝香二分

右三味共為細末用紙捲筒自下燒上吸烟搐鼻內即愈

一滴金

治首風偏正頭風

人中白煆　地龍曬乾等分

右二味共為細末用羊膽汁為丸如芥子大每用一丸新汲水滴化開滴入鼻内

白附子散

治風寒客於頭中偏痛無時疼痛牽引兩目遂致失明

白附子一兩　麻黄不去節　川烏

南星各五錢　全蝎五枚　乾薑
硃砂　麝香各一分
右八味共為細末酒調一字匕服之去枕卧少時
此方見必用方云庚寅年一族人患頭痛不可忍
一服即差
又方
治偏正頭風
白附子　白芷　豬牙皂莢去皮
右三味各等分共為細末食後茶清調服方寸匕

仰卧少頃則愈

荆芥散

治頭風

荆芥　石膏煆存性等分

右二味共為細末每服二錢薑三片葱白三寸和鬚水一盞煎至七分食後服

石膏散

治風熱頭痛

石膏生研一兩　麻黄去節泡五錢　何首烏生曬乾

葛根各七錢五分

右四味杵為散每服四五錢入生薑三片芽茶一撮水煎服取微汗效春夏麻黄量減不可執一

茶調散

治諸風上攻頭目昏重偏正頭痛鼻塞身重及婦人血風攻疰太陽穴疼痛

白芷　甘草　羌活各二兩

荊芥去梗　川芎各四兩　細辛去蘆一兩

防風一兩五錢　薄荷葉不見火八兩

右八味共為細末每服二錢食後茶清調下常服清頭目

風熱頭痛餅

大黃　樸硝等分

右二味共為末用井底泥揑作餅貼兩太陽穴

按頭風皆屬寒此獨為熱不可不備

痛風餅子聖惠

治偏正頭風

五倍子　全蝎　土狗各八分

右三味為末醋丸作如錢大餅子發時再用醋潤透貼太陽穴上炙熱貼之左痛貼左右痛貼右正中痛左右俱貼仍用帕子縛之啜濃茶睡覺自愈

定風餅子

治風客陽經邪傷腠理背脊强直口眼喎斜發熱惡寒痰厥頭痛肉瞤筋惕若墜深淵及飲酒過多嘔吐涎沫頭目眩暈如坐車船常服解五邪傷寒辟霧露瘴氣爽神志諸風不生

天麻　川烏　天南星

半夏　川薑　川芎

白茯苓　甘草各等分並生用

右八味共為細末生薑汁為丸如龍眼大即揑作餅子生硃砂為衣每服一餅細嚼熱生薑湯下不拘時候熙豐閒王丞相常服預防風疾神驗

止痛太陽丹

治痰厥頭痛神效

天南星　川芎各等分

右二味共為末同蓮鬚葱白搗爛作餅貼太陽痛

處

寶鑑石膏散

治風火上盛頭痛

川芎　石膏　白芷各等分

右三味杵為散每服四錢熱茶清調下

大三五七散千金

治頭風眩暈口眼喎斜耳聾及八風五痺癱瘓脚

氣緩弱

天雄二枚炮去皮　細辛三兩　山茱萸肉

乾　薑炮各五兩　防　風　茯　苓各七兩

右六味杵為散每服二錢食前温酒調服本方去細辛乾薑防風茯苓加薯蕷即小三五七散局方無天雄用熟附子三枚

芎辛圓

治頭痛面赤煩悶咽乾上鬲風痰頭目暈昏百節疼痛項背拘急

川　芎　防　風　殭　蠶

獨　活各一兩　桔　梗三兩　天　麻四兩

細辛　白附子　羌活

甘草各五錢　薄荷　荊芥各一兩五錢

右十二味共為細末煉蜜圓如彈子大每服一粒

清茶吞下温酒亦可食遠時服

大追風散

治一切頭風攻注屬虛寒者

川烏頭　防風　羌活

川芎　全蝎去毒醋泡炒黄　地龍去土炒脆

南星炮　天麻煨各五錢　荊芥

甘草炙　殭蠶炒黄　石膏煅各八錢

右十二味杵為散每服二錢臨卧茶清調服局方多白附子白芷各五錢乳香沒藥草烏雄黄各一錢五分

清空膏

治頭中溼熱上盛遇風即發頭痛眩暈

羗活三兩　防風二兩　甘草炙一兩五錢

黄芩酒炒三兩　黄連酒炒一兩　柴胡七錢

川芎五錢

右七味共為細末每服五錢盛盞內以茶清半盞調湯煮如膏臨卧白湯送下此即選奇湯加下三味也

祛風散

治風寒頭痛渾身拘急破傷風洗頭風牙槽風肩背痓直口噤

南星泡 防風各二兩 生薑同南星製

甘草各一兩

右四味共為末每服四錢生薑七片水煎服取微汗不汗再服得汗即愈

丁香丸

治宿食不消時發頭疼腹痛

丁香　烏梅肉　青皮

肉桂　三稜炮各二兩　巴豆去油一兩

右六味為末米糊丸如黍米大每服七丸白湯下

小兒三丸

川芎散

治風眩頭暈

川芎五錢　山茱萸一兩　山藥

人參 甘菊花 茯神各五錢
右六味杵為散每服二錢温酒調下不拘時候日三服不可悞用野菊
鈎藤散
治肝厥頭暈清頭目
鈎藤 陳皮 半夏
麥門冬 茯苓 茯神
人參 甘菊花 防風各五錢
甘草一分 石膏一兩

右十一味共爲粗末每服四錢水一盞半生薑七片煎至八分去滓食遠時温服

白芷圓

治氣虚頭暈

白芷　石斛　乾薑（各一兩五錢）

細辛　五味子　厚樸

肉桂　防風　茯苓

甘草　陳皮　白朮（一兩一分）

右十二味共爲細末煉蜜爲丸如梧子大每服三

十丸清米飲下不饑不飽服鄉人邵致遠年八十有三有得此疾服此方數服即愈

茸硃丹

治腎虛火炎頭痛必先眼黑頭旋

辰砂別研　草烏頭一作川烏頭　瞿麥穗

黃藥子各一兩

右四味除辰砂以三味為粗末用磁碗一隻將薑汁塗烘數次入辰砂在碗鋪諸藥末以盞蓋之掘地一窟安碗在內用熟炭五觔煆令火盡吹去藥

灰取砂研細用鹿茸一對爁去毛酒浸切片焙乾為末煮棗肉為丸如梧子大每服三四十丸空心人參湯或黑豆淋酒下强者倍加羸者量減用之

硫黃圓

治腎虛頭痛

硫黃　食鹽各等分

右二味為末水調生麪和圓如梧子大每用薄荷湯送下五圓

香麻餅

治氣攻頭痛

萆麻子　乳香各等分

右二味搗爛作餅貼太陽穴上如痛止急去頂上解開頭髮出氣即去藥

雜病四

傷寒方

赤圓 金匱

治寒氣厥逆主之

茯苓 半夏 各四兩洗一方用桂 烏頭 二兩炮

細辛 一兩千金作人參

右六味末之內真朱為色煉蜜丸如麻子大先食酒飲下三丸日再夜一服不知稍增之以知為度

真朱即硃砂

四逆散 玉函

治傷寒熱邪傳入少陰四肢厥逆

柴胡三錢　甘草炙一錢　枳實　芍藥各二錢

右四味杵為散飲服方匕日三服

張石頑云凡病各有真假真者易見假者難辨差之毫釐迴乎氷炭試以傷寒之厥逆辨之其始病便見者為直中寒厥五六日熱除而見者為傳經熱厥寒厥真而熱厥假也熱厥之治惟四逆散得

之細推其邪從陽入陰必由少陽而達亦無不由太陰竟入少陰之理故首推柴胡為來路之引經亦藉以為去路之嚮導也用枳實者掃除中道以修整正氣復回之路也夫陰為陽擾陽被陰埋舍和解別無良法故又需芍藥以和其營甘草以調其胃胃氣調而真陽得以敷布於上假症愈而厥逆自除矣

大陷胸丸

治傷寒病發於陽而醫反下之熱入因作結胸病

發於陰而醫反下之因作痞所以成結胸者以下之太早故也
大黄半觔　葶藶子熬　芒硝
杏仁去皮尖熬黑各半升
右四味擣篩二味内杏仁芒硝合研如脂和散取如彈丸一枚别擣甘遂末一錢匕白蜜二合水二升煑取一升温頓服之一宿乃下如不下更服取下為效
抵當丸

治傷寒有熱少腹滿應小便不利今反利者為有血也當下之不可餘藥

水蛭二十枚　蝱蟲二十五枚　桃仁二十粒去皮尖

大黃三兩

右四味杵分為四丸以水一升煮一丸取七合服之晬時當下血若不下者更服

變通抵當丸

蝱蟲去翅足熬二十五枚　䗪蟲廿枚雞血拌瓦上焙　大黃酒浸一兩

桃仁去皮尖三十枚

右四味共為細末煉蜜和搗分作四丸如欲緩攻
臨卧時酒服五丸至十丸瘀下止後藥

代抵當丸

治虛人畜血宜此緩攻

大黃酒浸四兩　桃仁去皮尖二十枚　芒硝
蓬朮　穿山甲　歸尾
生地黃各二兩　肉桂三錢

右八味共為細末蜜丸畜血在上部者丸如芥子
大黃昏去枕仰卧以津嚥之令停喉以搜逐瘀積

在中部食遠服下部空心服俱丸如梧子大百勞水煎湯下之方中用歸地者引諸藥入血分也如血老成積攻之不動去歸地倍蓬朮肉桂

更衣丸

治陰虛津枯腸胃乾燥大便秘結或五六日或十日不通

硃砂五錢研水飛　蘆薈七錢研

右二味共研極細末滴酒為丸如梧子大每服二錢溫酒下

柯韻伯云胃為後天之本不及固病太過亦病然太過復有陽盛陰虛之别焉兩陽合明而胃家實仲景製三承氣以下之水火不交而津液亡前賢又製更衣丸以潤之古人登廁必更衣故為此丸立名用藥之義以重墜達下而奏功硃砂色赤屬火體重象金味甘歸土性寒類水為丹之祖汞之母能輸坎以填離生水以濟火是腎家之心藥也配以蘆薈色黑通腎味苦入心滋潤之質可轉輸腸胃之燥大寒之性能下開胃關此陰中之陰詢

為腎家之主劑矣合以為丸有水火既濟之理水
土合和之義兩者相須得效甚宏奏功甚捷真匪
夷所思矣

破陰丹

治陰中伏陽

硫黄　水銀各一兩　陳皮

青皮去白各五錢為末

右四味先將硫黄置銚子内熔化次下水銀用鐵
杖子打匀令無星傾入黑茶盞内研細入下二味

研匀用厚麫糊圓如梧子大每服三十圓如煩躁冷鹽湯下如陰證冷艾湯下

石膏散

治傷寒陽痙通身壯熱頭痛目眩

石膏二兩　秦艽一兩　龍齒一兩另研

犀角屑五錢　前胡五錢

右五味㕮咀每服五錢水一大盞入豆豉五十粒葱白七莖同煎至五分去渣入牛黄末一字攪令匀温服不拘時

按此方用龍齒之濇似有未當餘藥則各極其妙

此方如用豆豉葱白作引調入牛黄末更妙

海藏附子散

治傷寒陰痙手足厥冷筋脈拘急汗出不止頭項强直頭摇口噤

桂心 川芎各三錢 附子炮

白朮各一兩 獨活五錢

右五味杵爲散每服三錢水一盞生薑三片棗一枚煎至五分去渣温服

羚羊角散

治傷寒陽痓身熱無汗惡寒頭項强直四肢疼痛煩躁心悸睡卧不得

羚羊角屑　犀角屑　防風

茯神　柴胡　麥冬

人參　葛根　枳殼

甘草炙各一錢五分　石膏　龍齒各五錢

右十二味㕮咀每服五錢水一鍾煎至五分去渣温服不拘時

按此方治陽痓深得清解之法

麥門冬散

治傷寒陽痓身體壯熱項背強直心膈煩躁發熱惡寒頭面赤色四肢痠痛

麥門冬　地骨皮　麻黄去節

赤茯苓去皮　知母　黄芩

赤芍藥　白蘚皮　杏仁去尖皮

甘草炙　犀角屑各七分五釐

右十一味㕮咀每服五錢水一大盞煎至五分去

渣温服不拘時

按此方徑用麻黄不用防柴葛枳其意更深但羚羊角石膏似不可少

鵲石散

治傷寒發狂或棄衣奔走踰墻上屋

黄連　寒水石各等分

右二味為細末每服二錢濃煎甘草湯放冷調服

正元散

治傷寒如覺風寒吹著四肢頭目骨節疼痛急煎

此藥服如人行五里許再服或連進二三服出汗立差若患陰毒傷寒加入退陰散五分同煎或傷冷傷食頭昏氣滿及心腹諸疾服之無有不效

麻黄去節　陳皮　生大黄
甘草　乾薑　肉桂
芍藥　川附子炮　吴茱萸
半夏洗，各等分

右十味㕮咀麻黄加一半吴茱萸減一半同為末每服一錢水一盞半生薑三片棗一枚去核煎至

七分熱呷如出汗以衣被蓋覆切須候汗乾方去衣被如是陰毒證不可用麻黃免更出汗

倉公散

治頭中寒溼鼻塞頭重

瓜蒂末　藜蘆　雄黃

礜石煅　細辛各等分

右五味共為細末磁瓶收貯每用少許吹入鼻中流去鼻涕即愈

少陽丹

能解利兩感傷寒瘟疫瘴氣

硝石　硫黃　五靈脂醋炒

青皮　陳皮　麻黃各等分

右六味先以硝石炒成珠再入諸藥末和勻米糊丸如菉豆大每服五十丸白湯下更飲熱湯催取出汗爲效

真武丸

治陰少腹痛四肢沉重或咳或嘔小便不利有水氣者

製附子　生冬朮　淡乾薑各一兩

雲茯苓　炒白芍各三兩

右五味共為細末煉白蜜和丸如梧子大每服三錢白湯下此鎮定腎水之方也

止汗紅粉

治傷寒發汗後遂汗出不止及自汗盜汗過多者

麻黃根　牡蠣煅各一兩　赤石脂

龍骨各五錢

右四味共為細末以絹袋盛貯如撲粉用之

雜病五

暑病方

五苓散

治暑溼爲病發熱頭疼煩燥口渴小便不利

白朮一兩五錢　豬苓一兩五錢　茯苓

澤瀉各一兩五錢　肉桂一兩

右五味杵爲散每服二三錢熱湯調下本方加人

參一錢名養澤湯治元虛受暑

却暑散

治胃虛受暑嘔逆不食

赤茯苓　甘　草生用各四兩　寒食麪

生　薑各一兩

右四味杵爲散每服二錢不拘時新汲水或湯調

下

六一散附益元散

治夏時中暑熱傷元氣内外俱熱無氣以動煩渴

引飲腸胃枯涸者又能催生下乳積聚水蓄裏急

後重暴注下迫者俱宜之

滑石（研細水飛淨六兩）甘草（一兩）

右三味共杵為散每服三四錢燈心湯下熱盛者新汲水調下亦名天水散本方加硃砂三錢名益元散治元虛受暑安心神利水道為瀉北補南之意

柯韻伯云元氣虛而不支者死邪氣盛而無制者亦死今熱傷元氣無氣以動斯時用參芪以補氣則邪愈盛用苓連以清熱則氣更傷惟善攻熱者不使傷人元氣善補虛者不使助人邪氣必得氣

味純粹之品以主之滑石稟中土冲和之氣能上
清水源下通水道蕩滌六腑之邪熱使從小便而
泄矣甘草稟草中冲和之性調和內外止渴生津
用以為佐保元氣而瀉虛火則五臟自和矣然心
為五臟主暑熱擾中神明不安必得硃砂以鎮之
則神氣可以遽復涼水以滋之則邪熱可以急除
此補心之陽寒亦通行也至於熱利初起裏急後
重者宜之以滑可去著也催下生乳積聚畜水等
症同乎此義故兼治之是方也益氣而不助邪逐

邪而不傷氣不負益元之名矣宜與白虎生脉三
方鼎足可也

漿水散

治中暑泄瀉多汗脉虛弱

附子　乾薑　甘草

肉桂各五錢　良薑醋炒　半夏醋炒各二錢半

右六味杵為散每服三錢漿水煎去渣冷服

按漿水乃秫米和麴釀成如醋而淡令人點牛乳
作餅用之或用真粉作內菉豆尤佳

水葫蘆丸

治冒暑毒解煩渴

川百藥煎三兩　人參二錢　麥門冬

烏梅肉　白梅肉　乾葛各五錢

右六味共為細末麪糊為丸如雞頭子大含化一丸夏月出行可度一日

枇杷葉散

治中暑伏熱煩渴引飲嘔噦惡心頭目昏眩

枇杷葉去毛炙　陳皮去白焙　丁香

厚樸薑汁炙各五錢　白茅根　麥門冬

乾木瓜　甘草　香薷各一錢五分

右九味擣羅為末每服二錢水一盞生薑三片煎七分溫服溫湯調服亦得如煩燥用井花水調下小兒三歲以下可服五分更量大小加減

大黃龍丸

治中暑身熱頭疼狀如脾寒或煩渴嘔吐昏悶不食

舶上硫黃　硝石各一兩　白礬

雄黃 滑石各五錢 白麪四兩

右五味研末入麪和勻滴水為丸如梧子大每服三十丸新井水下管見云有中暍昏死灌之立甦

消暑丸

治伏暑引飲脾胃不和

半夏一觔以醋五觔煮乾 甘草生用半觔 茯苓半觔

右三味共為細末薑汁糊丸毋見生水如桐子大每服五十丸不拘時熱湯送下中暑為患藥下即甦傷暑發熱頭疼服之尤效夏月常服止渴利小

便雖飲水多亦不爲害應時暑藥皆不及此若停痰飲並用生薑湯下入夏之後不可缺此丸宜常備帶

獨勝散

治絞腸痧痛急指甲脣俱青危在頃刻者立見奇效

馬糞年久彌佳

右一味不拘分兩瓦上焙乾爲末用陳酒冲服二三錢不知再作服

心按絞腸痧亦名乾霍亂乃暑穢之邪結於脾胃欲吐不得吐欲瀉不得瀉腹痛如絞惟此方得以濁攻濁之妙有立竿見影之效余用之多年治愈者不下千人幸勿因物賤而棄之

人中黃散

治疙瘩瘟

人中黃二兩　雄黃　辰砂各一錢

右三味杵為散每服二錢薄荷桔梗湯下日二夜一服

消暑十全散

治傷暑兼感風邪發熱頭痛

香薷三錢　稨豆州趄　厚樸薑製

陳皮　甘草炙　白朮

茯苓　木瓜　藿香

蘇葉各一錢

右十味杵為散每服三錢水煎熱服無時取微汗效

雜病六

痺症方

熨痺酒

内經云風寒溼三氣合而成痺凡痺有五曰寒痺曰熱痺曰痛痺曰行痺曰著痺寒痺則麻木熱痺則腫痛而痛痺則屬熱者多屬寒者少行痺則流走無定著痺則痛在一處凡此五痺之症雖各有主方而外治之熨法尤爲必需法本内經其效神速

蜀椒一升　乾薑　桂心

烏頭各一觔

右四味㕮咀用醖酒二十升將藥漬酒中用棉絮一觔細白布四丈并內酒中置酒馬矢熅中馬矢熅中者燃馬糞而煨之也蓋封塗勿使泄氣五日五夜出布棉絮曝乾之乾後復漬以盡其汁每漬必晬晬周日也其日乃出乾并用滓與棉絮複布為複巾重布為巾如令之夾袋所以盛貯棉絮藥滓也長六七尺為六七巾則用生桑炭炙巾以熨寒痺所刺之處令熱入至於病所熨寒痺所刺則知先

已刺過然後熨之若不刺而徒熨恐藥性不易入則刺法更不可少寒復炙巾以熨之三十遍而止汗出以布拭身亦三十遍而止

續斷圓

治風溼四肢浮腫肌肉麻痺甚則手足無力筋脈緩急

川續斷　萆薢　當歸切微炒

附子　防風　天麻各一兩

乳香　沒藥各五錢　川芎三分

右九味共為細末煉蜜圓如梧子大每服三四十

圓温酒或米飲下空心食前各一服

增損續斷圓

治榮衛澀少寒溼因而從之痺滞關節不利而痛者

川續斷　薏苡仁　牡丹皮

桂心　山芋　白茯苓

黄芪　山茱萸　石斛

麥門冬各一兩　乾地黄三兩　人參

防風炙　白朮炮　鹿角膠各七錢

右十五味共為細末煉蜜圓如梧子大每服三四十圓温酒下空心食前各一服

芎附散

治五種痹腿并臂間發作不定此脾胃虛衛氣不温分肉為風寒溼所著

川芎　附子　黄芪

白朮　防風　熟地黄

當歸　桂心　柴胡

甘草各等分

右十味共為粗末每服四錢水一盞半生薑三片
棗一枚同煎至七分去滓食前日三服常服生
壅熱兼消積冷

薏苡仁散

治溼傷腎腎不養肝肝自生風遂成風溼流注四
肢筋骨或入左肩髃肌肉疼痛漸入左指中

薏苡仁一兩　當歸　川芎
乾薑　甘草　官桂
川烏　防風　茵芋

人參　羌活　白朮
麻黄　獨活各五錢
右十四味共為細末每服二錢空心臨卧温酒調
下日三服
二妙散丹溪
治筋骨疼痛因溼熱者如氣滞加氣藥血虛加血
藥如痛甚以薑汁熱辣服之
黄柏炒　蒼朮炒去皮
右二味為末生薑研沸湯調服如表實氣實者少

用酒佐之在表之溼當散之在裏之溼當燥之諸方之義不外乎此

活絡丹

治寒溼襲於經絡而痛肢體不能屈伸

川烏頭炮　地龍去土炮研　南星炮各三兩

乳香　沒藥酒研飛澄定曬乾各一兩二錢

右五味共為細末酒麴糊丸如彈子大乾透蠟護臨服剖開空腹荊芥湯或陳酒或四物湯化下痛處色紅腫者勿用

十味剉散

治溼痹周身疼痛

熟地黃四錢　白芍　當歸

茯苓　黃芪各三錢　川芎一錢五分

白朮二錢　附子　防風各一錢

肉桂八分

右十味杵為散水煎服此即十全大補去參草之甘壅而加防風附子以通達內外也

通痹散

治痺在身半以下原治腰以下至足風寒溼三氣合而成痺兩足至臍冷如氷不能自舉或因酒熱立冷水中久成此疾

天麻　獨活　當歸

川芎　白朮　藁本

右六味共為細末每服二錢熱酒調服

按此方因風寒溼三氣混合入於陰股其邪已過於榮衛故變桂枝五物之制而用此散緩緩分出其邪也

人參丸

治痹在脈

人參　麥門冬　茯神

赤石脂　龍齒　遠志

石菖蒲　黄芪各一兩　熟地黄二兩

右九味共為細末蜜和擣五百杵為丸如梧子大

每服三十丸食遠清米飲送下

按心主脈内經脈痹不已復傳於心可見五藏各

有所主各有所傳也此方安心神補心血先事預

防功效更敏加當歸甘草薑棗粳米汁煎服更效

吴茱萸散

治痺在腸原治腸痺寒溼内搏腹痛滿氣急大便飧泄

吴茱萸湯泡焙乾　乾薑炮　甘草炙各五錢

砂仁　神麯　白朮

陳皮　良薑　厚樸薑汁炒各一兩

肉豆蔻煨五錢

右十味杵為散每服一錢食前米飲下

按腸痹之證總關於脾胃寒邪溼邪先傷其太陰之脾風邪先傷其陽明之胃太陰傷故腹滿陽明傷故飧泄内經謂胃風久蓄為飧泄明非朝夕之故也脾胃有病三痹互結於陽此宜以辛辣開之非如胞痹為膀胱之熱當用清涼之比矣

羚羊角散

治痹在筋原治筋痹肢節中痛

羚羊角　薄荷　附子

獨活　白芍藥　防風

川芎各等分

右七味杵為散每服三錢水盞半薑三片煎八分服之

按此方治筋痹之義美則美矣未盡善也以七味各用等分漫無君臣佐使之法耳蓋筋痹必以舒筋為主宜倍用羚羊角為君筋痹必因血不榮養宜以白芍川芎更加當歸為臣然恐羚羊性寒但能舒筋不能開痹必少用附子之辛熱為反佐更少用薄荷獨活防風入風寒溼隊中而為之使可

也用方者必須識此

犀角散

治心痺原治心痺神恍惚恐畏悶亂不得睡志氣不甯語言錯亂

犀角　羚羊角　人參

沙參　防風　天麻

天竺黃　茯神　升麻

獨活　遠志　麥門冬

甘草各一錢　龍齒五分　丹參五分

牛黄　麝香　龍腦各一分

右十八味細研和勻每服錢半不拘時麥冬湯調下

按此散每服中腦麝纔得一釐五毫且有人參甘草和胃固氣庶幾可用然二物不過藉以通心開竅耳原不必多更減三之一為良也

人參散

治肝痺原治肝痺氣逆胸鬲引痛腫卧多驚筋脈攣急此藥鎮邪安神

人參 黄芪 杜仲酒炒
酸棗仁微炒 茯神 五味子
細辛 熟地黄 川芎
秦艽 羌活各一兩 丹砂五錢另研

右十二味共研極細和入丹砂再研匀每服一錢不拘時調下日二服

按厥陰肝臟所主者血也所藏者魂也血痺不行其魂自亂令不通其血而但治其驚此不得之數也方中用參芪益氣以開血當矣其諸養血甯神

鎮驚之藥多泥而不切喻嘉言嘗製一方以人參
為君黄芪肉桂當歸川芎為臣以代赭石之巔通
肝血者佐參芪之不逮少加羗活為使蓋氣者血
之先也氣壯則血行然必以肉桂當歸大温其血
預解其凝泣之勢乃以代赭之重墜直入厥陰血
分者開通其瘀壅而用羗活引入風痺之所緣厥
陰主風風去則寒澀自不存耳

温中法麴丸

治脾痺原治脾痺發咳嘔涎

法麴炒　麥芽炒　白茯苓
陳皮去白　厚樸製　枳實麩炒各一兩
人參　附子製　乾薑炮
當歸酒洗焙　甘草炙　細辛
桔梗各五錢　吳茱萸湯泡三錢
右十四味共為細末煉蜜為丸如梧子大每服七
八十丸食前熱水送下
按脾為太陰之臟其痺必寒溼多而風少此方溫
中理氣壯陽驅陰種種有法但既曰發咳嘔涎半

夏似不可少

牛膝酒

治腎痺原治腎痺虛冷復感寒溼為痺

牛膝　秦艽　川芎

防己　白茯苓　官桂

獨活　丹參　麥冬各一兩

五加皮四兩　石斛　杜仲炒

薏苡仁　火麻仁炒各一兩　附子製

乾薑泡　地骨皮各五錢

右十七味㕮咀生絹袋盛之用好酒一斗浸春秋五日夏三日冬十日每服半盞空心食前服日二次

按腎為北方寒水之臟而先天之真火藏於其中故謂生氣之原又為守邪之神令風寒溼之邪入而痹之去生漸遠矣此方防己麥冬丹參地骨皮迂緩不切

酒浸牛膝圓

治腰脚筋骨痠軟無力

牛膝三兩炙黃 川椒五錢去目并合口者 附子一枚炮去皮臍

虎脛骨真者五錢醋炙黃

右四味㕮咀用生絹作袋入藥紮口用煮酒一斗春秋浸十日夏浸七日冬浸十四日每空心飲一大盞酒盡出藥為末醋糊為圓每服二十圓空心温酒鹽湯任下忌動風等物

烏麻酒千金

治風虛氣滿脚疼㾹攣痿弱不能行動

烏麻五升

右微熬搗酒漬一宿隨所能飲之盡更作服

附子丸

治溼痺一身如從水中出

附子炮　川烏頭炮　官桂

川椒　菖蒲　甘草炙各四兩

骨碎補切薑汁半炒　天麻煨　白朮生各二兩

右九味共為細末煉白蜜為丸如梧子大每服三五十丸溫酒下清晨食前臨卧各一服

鐵彈丸

治筋攣骨痛麻痺不仁
川烏頭炮一兩五錢 乳香 沒藥各一兩
麝香一錢 五靈脂酒研澄去砂石曬乾淨四兩
右五味共為細末滴水為丸如彈子大食後薄荷湯臨卧溫酒各服一丸
按此方與活絡丹通治寒溼作痛肥人風痰流入經絡者則宜活絡丹瘦人風毒入傷血脈者則宜鐵彈丸若溼熱赤腫煩疼及癰毒將成腫痛二方皆在切禁

養血地黄圓春夏服之

治筋極四肢不舉養血潤燥

熟地黄十兩　荆芥一分　山茱萸五分

黑狗脊去毛炙　地膚子　白朮

乾漆　蠐螬新瓦上炙　天雄

車前子各三分　萆薢　澤瀉

牛膝　山羊脛骨按此味宋本作山芋坊本亦然各一兩

右十四味共為細末煉蜜杵和為丸如梧子大每服五十丸温酒下空心夜卧各一服

白朮酒

治中溼骨節疼痛

白朮一兩

右用酒三盞煎至一盞不拘時頓服不能飲者以水代之

按此方顯一理脾不分功於利小便蓋以脾能健運溼自不留而從水道出矣然則胃中津液不充不敢利其小便者得此非聖藥乎

雜病七

腰痛方

燒羊腎千金

治腎虚而受寒溼腰疼不得立

甘遂　桂心　杜仲　人參

右四味等分治下篩以方寸匕内羊腎中炙之令熟服之

椒附散

治腎氣上攻項背不能轉仄

大附子（一枚八錢以上者去皮臍切片 炮末之按宋本八錢作六錢）

右每末二錢入好川椒二十粒用白麪填滿水一盞半生薑七片同煎至七分去椒入鹽少許通口空心服

虎骨散

治腰胯連脚膝曉夜疼痛

虎骨（酥炙） 敗龜版（酥炙） 當歸

川萆薢 牛膝（各二兩） 川芎

肉桂　羌活各一兩

右八味杵為散每服四錢空心温酒調下亦可用蜜丸温酒服之

摩腰膏丹溪

治老人腰痛婦人白帶

附子尖　烏頭尖　南星各二錢五分

硃砂　雄黄　樟腦各一錢五分

乾薑一錢　丁香一錢五分　麝香大者五粒

右九味共為細末蜜丸如龍眼大每一丸用生薑

汁化開如厚粥火上烘熱放掌上摩腰中候藥盡貼腰上即烘綿衣縛定腰熱如火間二日用一丸此法近有人專用此治形體之病凡虛人老人頗有效驗其術甚行又此方加入倭硫黄人參鹿茸沉香水安息等大補之品摩虛損及老人更妙又一法以麻油黄蠟為丸如胡桃大烘熱摩腰上候腰上熱然後緊好一丸可用數十次腹中病亦可摩

腰痛酒

治腎虚腰痛甚效

杜仲　肉蓯蓉　破故紙

人參　當歸　秋石

川巴戟　鹿角霜各等分

右八味共為細末用猪腰子一枚洗淨淡鹽湯泡過劈開兩邊中間勿斷細花開用前藥滲入另用稀絹一塊包裹綿紮外用小罐入酒少許紙封毋令走泄藥氣煮熟取食之飲醺酒三杯立愈

麋茸丸

治腎虛腰痛

麋茸鹿角亦可　菟絲子末各一兩　舶上茴香五錢

右三味共為細末用羊腎一對酒煮爛去膜研和為丸如桐子大如羊腎少入酒糊佐之每服三五十丸温酒或鹽湯下

複元通氣散

治閃挫氣血凝滯腰脇引痛

茴香炒一兩　穿山甲炮　延胡索

白牽牛　陳皮去白　甘草炙各五錢

木香七錢五分勿見火

右七味杵為散每服二錢砂糖調温酒下日二服

香殼散

治畜血暴起胸脇小腹作痛

香附薑汁炒三錢　枳殼炒二錢　青皮炒

陳皮　烏藥　赤芍藥

蓬朮醋炒各一錢　歸尾三錢　紅花五分

甘草炙二分生三分

右十味杵為散每服四五錢水煎去滓加童便半

盞空心溫服更以胡桃黑糖酒助之不應加延胡索穿山甲如外有風寒加桂枝羌活各一錢

藥棊子方本事

治腰腿痛氣滯

牽牛不拘多少用新瓦入火煿得通紅便將牽牛頓在瓦上自然半生半熟不得撥動取末一兩入細硫黃一錢同研勻分三分每用白麪一匙水和捍開切作棊子大五更初以水一盞煮熟連湯溫送下如住即已未住隔日再作予嘗有此疾每發用一服即止

雜病八

脚氣方

桑寄生丸

治脚氣

羗活　桑寄生　防風

白朮各三兩　杜仲　川續斷

赤芍藥　薏苡仁　當歸

獨活　白茯苓各二兩　蒼朮四兩

紅花五錢　川芎八錢　宣木瓜三兩六錢

右十五味共爲細末水疊爲丸每服三錢白湯送下

薏苡仁圓

治腰脚走注疼痛此是脚氣宜服此圓

薏苡仁　茵芋　白芍藥

牛膝　川芎　丹參

防風　獨活各五錢　熟地黄

桂心　橘紅各一兩　側子一枚

右十二味共爲細末煉蜜圓如梧子大每服三四

十圓酒下食前日三服木瓜湯下亦得

茵芋圓

治風氣積滯成脚氣常覺微腫發則或痛

茵芋葉炒　薏苡仁各五錢　郁李仁一兩

牽牛子三兩生取末一兩五錢

右四味共為細末煉蜜圓如梧子大每服二十圓

五更薑棗湯下未利加至三十圓日三快為度白

粥補之

雪糕丸

治輕脚氣

當歸　川萆薢鹽水煮乾　川芎

石楠葉　檳榔　薏苡仁

蒼朮米泔浸鹽炒　川續斷　獨活

五加皮　杜仲薑汁炒　細辛

枳殼　木瓜　羌活

川牛膝各一兩　麻黃去節　威靈仙

廣木香　五靈脂　海桐皮各七錢五分

乳香去油　沒藥去油各五錢

右二十三味共為末酒浸雪糕為丸如桐子大每服五十丸食前木瓜湯下

靈仙牛膝丸

治脚氣腫痛

真葳靈仙洗淨陰乾搗四兩　牛膝酒浸視臟腑虛實而增減

右二味共研細末蜜丸或酒調服每服三錢忌茶以槐角湯代茶葳靈仙有五驗一味極苦二色深翠三折之脆而不紐四折之有微塵如胡連狀五斷處有白暈此謂之鴝鵒眼

萆薢木瓜丸

治脚氣痛不可忍者

木瓜去子忌見鐵 白茯苓蒸 當歸酒蒸各三兩

川萆薢鹽水拌炒 牛膝酒蒸各二兩 薏苡仁炒四兩

右六味共為細末米飲為丸如梧子大每早白湯送下三錢永不再發

酒浸牛膝丸

治脚氣枯瘦肢冷筋骨無力

牛膝三兩切 附子一枚炮去皮臍切同牛膝酒拌一宿焙

川椒去閉口者及子微炒去汗五錢 虎脛骨一具酥炙

右四味盛生絹囊内浸陳酒一斗緊紮罈口春五夏三秋七冬十日出藥曬乾為末苦酒糊丸如梧子大每服三十丸空心卧時即用浸藥酒送下忌食動風等物

木通散

治脚氣遍身腫喘喘逆煩悶小便不利

木通　紫蘇　猪苓各一兩

桑白皮薑汁拌炒　檳榔　赤茯苓各二兩

右六味杵為散每服五錢入生薑五片葱白五莖

水煎去滓空心熱服

八風散 千金

治風虛面青黑土色不見日月光脚氣痹弱

菊花一兩　石斛　天雄各四錢五分

人參　附子　甘草各五錢

薯蕷　續斷　黄芪

澤瀉　遠志　細辛

秦艽　石葦　牛膝

菖蒲　杜仲　茯苓

乾地黄　防風　白朮

乾薑　萆薢各三錢　烏頭一錢五分

右二十四味為散酒服方寸匕日三不效加至二

匕

犀角散

治脚氣風毒生瘡

犀角鎊　天麻煨　羌活

枳殼炒　防風　黄芪生

黄芩　白蒺藜炒去刺　白鮮皮酒洗各七錢半

檳榔一兩　甘草炙五錢　烏梢蛇二兩酒浸去骨
右十二味杵為散每服八錢生薑五片水煎去滓
食前温服
木瓜散
治乾脚氣
大腹皮一枚　紫蘇　乾木瓜
甘草炙　木香　羗活各一分
右六味細剉為散分作三服每用水一盞煎至半
盞去滓通口服

檳榔散

治脚腫

橘葉一大握　沙木一握　童便一盞

好酒半盞同以上藥煎

右四味煎數沸調檳榔末二錢食後服

續骨丹

治兩脚軟弱虛羸無力及小兒不能行

天麻明淨大者酒浸一夕　白附子　牛膝

木鼈子各五錢　烏頭炮一分　羗活五錢

乾地龍去土秤一分　滴乳香去油　沒藥去油各二錢

硃砂一錢另研

右十味共為細末以生南星末一兩無灰酒煮糊圓如雞頭大硃砂為衣薄荷湯磨一粒食前服

宣風丸

治風溼脚氣走注上攻兩足拘急疼痛或徧身作痛

黑牽牛取頭末二兩　青皮一兩　川椒二十一粒

全蝎二十四枚去頭足

右四味爲末蜜丸如梧子大每服三十丸或五十丸食前白湯下

雜病九

黄癉方

瓜蒂散

治頭中寒溼身面發黄

瓜蒂十枚　赤小豆　秫米各十四粒

右三味共為細末水法揑成圓如豆大許納鼻中

縮鼻令入當出黄水慎不可深入

近效瓜蒂散外臺

療黄癉

瓜蒂十四枚　赤小豆七枚　生秫米十四枚
丁香十四枚
右四味搗篩重者取如大豆二枚各著一枚鼻孔中痛縮鼻須臾鼻中瀝清黃水或從口中出升餘則愈病輕者小豆大則可不愈間日復頻用效嗅鼻出黃水唐以前即有此法或用東腰葫蘆內白膜研細加麝少許吹鼻亦能出水
溫中丸
治黃胖面腫足腫屬脾虛不能健運者雖有痞積

不可下之宜健脾温中

茯苓　橘皮各一兩　甘草炙五錢

黄連　香附　苦參

鍼砂醋煅鏽過各五錢　白朮二兩　神麴一兩

右九味共為細末醋水各半泛丸如梧子大每服六七十丸用白朮六錢陳皮一錢生薑三片煎湯送下虚人加人參一錢病輕者服此丸六七兩小水即長甚者服一觔小便始長積聚去淨後接服補脾藥以善後

大温中丸

治一切脾虛溼鬱發黃等症

鍼砂炒赤醋淬三次　製香附各八兩　苦參一兩秋冬五錢

川樸薑汁製　山查肉　蒼朮各二兩五錢

茯苓　陳皮各一兩五錢　青皮三兩

白朮炒　甘草各一兩　白芍炒二兩五錢

右十二味共為細末醋糊為丸面黑筋骨露氣實者米飲湯送下面肥白氣虛者白朮湯下忌一切生冷油膩雞鵝羊鴨生硬糕粽難化之物

硝石礬石散金匱

治黄家日晡所發熱而反惡寒此爲女勞得之膀胱急少腹滿身盡黄額上黑足下熱因作黑癉其腹脹如水狀大便必黑時溏此女勞之病非水也腹滿者難治此方主之

硝　石　　礬　石燒等分

右二味杵爲散以大麥粥汁和服方寸匕日三服病隨大小便去小便正黄大便正黑是其候也

棗礬丸

治食積發黃

厚樸去皮薑汁炒　陳皮去白　甘草炙各三兩

皂礬麩裹煨燒紅　蒼朮米泔浸去皮麻油炒黃色四兩

右五味共為細末煮紅棗肉為丸每服二三十丸空心白湯或米飲下此消磨宿滯之第一峻利方也較之平胃散之緩急百倍膏粱之體非宜服後以穀食壓之否則恐作嘔吐

黃連散

治黃癉大小便秘濇熱壅神效

黄連　黄芩　甘草炙各一兩

大黄醋炒二兩

右四味共為極細末食後温水調下二錢日三服

先用瓜蒂散搐鼻取下黄水却服此藥

按田野麄蠻之人多有實證可用此藥若膏粱輩縱有實熱此方亦未可用當以為戒

黄㾮敷臍散

黄㾮者目珠黄漸及皮膚皆見黄色也此溼熱壅遏所致如盦麯相似溼蒸熱欝而黄色成矣然溼

熱之黄黄如橘子蘗皮因火氣而光彩此名陽黄又有寒溼之黄黄如薰黄色暗而不明或手足厥冷脉沉細此名陰黄其間有傷食者名穀癉傷酒者名酒癉出汗染衣名黄汗皆陽黄之類也其間有女勞癉乃陰黄之類復有久病之人及老年人脾胃虧損面目發黄其色黑暗不明此臟腑之真氣泄露於外多難治也

鮮鯽魚一尾　陽春砂仁一兩　洋糖一撮

右三味同搗爛如泥去骨入蚌殼内合於臍眼上

用布一幅捆好一週時臍中有黄水流出其病鬆快即愈病深者未能全消照前法再敷以愈為度神妙異常

青囊集要卷十目録

雜病十　消渴方

白茯苓丸

腎瀝散

青龍散

雜病十一 欬嗽肺癰肺痿失音方

紫蘇散

金沸草散

華蓋散

紫金丹

瀉白散

加味百花丸
梨蜜膏
紫苑膏
枇杷膏
五味子圓
桑白皮散
款氣丸
杏仁蘿蔔子丸
清金潤燥天門冬丸

三物白散
鍾乳丸
冷哮丸
都氣丸
清音噙化丸
龍膽丸
皂礬丸
硝石丸
乳蜜膏

雜病十二　痰飲方

青囊集要　卷十　四

沉香化氣丸
消痰餅子
化痰圓
三生圓
檳榔圓
川芎圓
前胡丸
老痰丸
大川芎丸

青囊集要卷十

南海普陀山僧心禪輯
傳徒僧　大智
　　　　大延仝　校
門人王學聖

雜病十

消渴方

三痟圓

治消渴

川黃連去鬚研細不拘多少冬瓜肉擣自然汁和成餅子陰乾再為末再用汁浸和成餅陰乾如是七次

右用冬瓜汁為圓如梧子大每服三四十圓以冬瓜汁煎大麥仁湯送下尋常消渴止一服即愈

黃連圓千金

治消渴飲水不止

黃連 生地黃各一觔

右二味絞地黃汁浸黃連出曝燥復內汁中令汁盡乾擣末蜜丸如桐子大每服二十丸日三食前

後無拘亦可為散酒服方寸匕此治胃中有伏火之方製法神妙前方用冬瓜汁投入黃連內為丸即以冬瓜汁煎大麥仁湯下亦仿此義則知多吃冬瓜亦妙也

神效散

治渴疾飲水不止

白浮石　蛤粉　蟬蛻各等分

右三味共為細末用鯽魚膽七枚調藥三錢服之不拘時候神效

瀉黄散

治胃熱口臭煩渴引飲

藿香葉七錢　山梔薑汁炒黑一兩　甘草生炙各五錢

石膏煆一兩　防風八錢

右五味杵為散每服四五錢水煎去滓入生白蜜少許調服

天地膏

治胃熱津枯消渴神效

天花粉　黄連　真台黨

知母　白术各三兩　麥冬六兩
生地汁　藕汁各二兩　人乳
牛乳各一碗　生薑汁二碗
右十一味先將天花粉七味切片用淘米水十六碗桑柴火慢熬出汁盡五六碗濾清入生地等汁慢慢煎熬加白蜜一觔煎去沫熬如膏收入磁罐內用水浸三日去火毒每用二三匙白滚水送下甚效

天門冬丸

治初得消中食已如饑手足煩熱背膊疼悶小便白濁

天門冬　土瓜根乾者　瓜蔞根

熟地黃　知母焙　肉蓯蓉酒浸一宿切乾

鹿茸　五味子　赤石脂

澤瀉各一兩五錢　雞內金三具炙　桑螵蛸炙十枚

牡蠣煅二兩　苦參一兩

右十四味共為細末煉蜜為丸如梧子大每服二十丸用粟米飲送下食前服之

按初得中下二消急治其本可也丸藥本緩且只服二十丸未免悠悠從事矣方中藥品頗佳但赤石脂有可議耳減去此物更增三倍用之可以必效蓋初起之易為功也

猪肚丸

治強中消渴

黄連 粟米 栝蔞根

茯神各四兩 知母 麥門冬各二兩

右六味先將猪肚淨洗控乾復以葱椒醋麪等同

藥以水酒入銀石器內煮半日漉出剉研為細末

再用水調為膏入豬肚內以線縫定仍入銀石器

內煮爛研如泥搜和入下項藥

人參　五味子　杜仲薑汁炒斷絲

山藥　石斛　山茱萸

車前子　新蓮肉去皮　鼈甲醋炙

乾地黃　當歸各二兩　磁石煅

白茯苓　槐角子炒　川芎各一兩

黃芪四兩　兎絲子酒淘淨研五兩　沉香五錢

麝香另研一錢

右十九味共為細末用猪肚膏摟和得所加膏少添熟蜜搗數千杵為丸如梧子大每服五十丸食前用温酒或糯米飲送下一方有白朮二兩陽起石二兩

按磁石與陽起石開竅興陽渾是後人孟浪知見其他無過之藥及製肚之法亦有可採故合前方而兩存之

白茯苓丸

治腎消因消中之後胃熱入腎消爍腎脂令腎枯燥遂致此疾兩腿漸細腰脚無力

白茯苓　覆盆子　黃連

瓜蔞根　萆薢　人參

熟地黃　石斛　蛇床子各七錢

雞膍胵三十具微炒

右十味共為細末煉蜜共搗三五百杵丸如梧子大每服三十丸食前煎磁石湯送下

朱麟生病消渴後渴少止反加燥急足膝痿弱亟

以雜霸之藥投之不能待矣後主是丸加犀角一醫曰腎病而以犀角黃連治其心毋乃倒乎曰腎者胃之關也胃之熱下傳於腎則關門大開關門大開則心之陽火得以直降於腎經云陽精所降其人夭非細故也今病者心火爍腎燥不能需故用犀角黃連入腎對治其下降之陽光甯爲倒乎醫敬服服之果效再更六味地黃丸加犀角面肥澤而病起

腎瀝散

治消腎腎氣虛損發渴小便頻數腰膝疼痛

雞肶胵微炙　遠志去心　人參

桑螵蛸微炒　黃芪　澤瀉

桂心　熟地黃　白茯苓

龍骨　當歸各一兩　麥門冬去心

川芎各二兩　五味子　炙甘草

元參各五錢　磁石五錢研碎淘去赤汁

右十七味剉碎每服用羊腎一對切去脂膜先以水一盞半煮腎至一盞去水上浮脂及腎次入藥

五錢生薑五薑煎至五分去滓空心服晚食前再服

按腎氣虛損之證本陰精不足當歸川芎雖云補陰不能補精且一辛一散非所宜施不若以山茱萸枸杞子代之爲長以其引用之法頗佳故取之

青龍散

治風氣傳化腹内瘀結面目黄色風氣不得泄而爲熱中煩渴引飲

地黄　仙靈脾　防風各二錢五分

荊芥穗一兩　何首烏去黑皮米泔浸一宿竹刀切片二錢五分

右五味共為末每服三錢食後沸湯調下

雜病十一

欬嗽肺癰肺痿失音方

紫蘇散

治肺感風寒欬嗽

紫蘇　桑白皮　青皮

五味子　杏仁　麻黄

甘草各等分

右七味杵為散每服二錢水一盞煎至七分温服

金沸草散

治肺感風寒欬嗽鼻塞聲重

旋覆花　麻黄去節蜜炙　前胡各七分

荊芥穗　半夏　甘草炙

芍藥各五分　生薑三片　大棗一枚擘

右九味杵為散水煎去滓濾清温服

華蓋散

治寒邪傷肺欬嗽

麻黄去根節　紫蘇子　杏仁去皮尖

赤茯苓去皮　桑白皮炒　橘紅各一錢

甘草五分

右七味杵為散水二鍾生薑五片紅棗二枚煎至一鍾去渣不拘時服

紫金丹

治多年肺氣喘急哮嗽終夕不得卧者

信砒五釐水飛如麪　淡豆豉二錢用水畧潤少頃時以紙挹乾研成膏

右二味用豆豉膏和砒同杵極勻圓如麻子大每服十五丸或十丸小兒量大小與之並用臘茶澄清極冷吞下臨卧以知為度服藥半月之內忌進

熱物

心按此治多年冷哮肺中有蟲之方也非明眼認定不可輕用

瀉白散

治肺熱欬嗽手足心熱

桑根皮（薑汁和蜜炙）　地骨皮（各一兩）　甘草（炙五錢）

右三味杵為散每服四五錢入粳米百粒竹葉一把水煎服加橘紅桔梗名加味瀉白散有熱更加知母黃芩如有客邪禁用

或問地骨皮三焦氣分藥瀉白用之何義答言三焦屬腎實則瀉其子也

加減瀉白散

治肺熱欬嗽

桑白皮一錢五分　地骨皮　陳皮

青皮　桔梗　甘草炙

黄芩　知母各七分

右八味水二盞煎八分食後温服

蘆吸散

治冷哮寒嗽喘促痰清但肺熱者禁用

款冬花　川貝母去心　肉桂

甘草炙各三錢　鵝管石五錢煆即鍾乳之最精者

右五味共為極細末以蘆管吸少許噙化嚥之日五七次此即宣明焚香透膈散之變法彼用雄黃佛手此用桂心貝母甘草彼取無形之氣以散肺中之伏寒此用有形之散以搜肺絡之伏飲藥雖相類而用法懸殊總取鍾乳款冬之温肺利竅也

葶藶丸

治肺逆咳嗽面目浮腫喘促不安小便赤色

甜葶藶隔紙炒　貝母煨黄色　木通各一兩

杏仁　防己各二兩

右五味共為細末棗肉和搗為丸如桐子大桑白皮煎湯下五十丸

皂莢丸金匱

欬逆上氣時時唾濁但坐不得眠此方主之

皂莢八兩刮去皮酥炙

右一味末之蜜丸如梧子大以棗膏和湯服三丸

日三夜一服稠痰粘肺不能清滌非此不可

定喘膏

治寒痰上壅欬嗽喘逆

製南星　桔梗　川貝母去心

細辛　製半夏　杏仁去皮尖

生甘草各五錢　白蘇子　生麻黄

生紫菀各三錢

右十味先將麻油六兩煎藥枯去渣濾淨然後用

白蜜四兩薑汁四兩熬成膏滴水成珠為妙每服

時須要五更雞鳴時分用老薑二片冲百沸湯調和膏大茶匙一超小匙二超幼童時二料必能全愈年輕者三料必愈中年難以除根到發時服之亦勉苦楚忌酒生冷一切發物不可食永遠不發矣

大白丹

治欬嗽化痰涎

明礬煅　寒水石煅　元精石煅各四兩

半夏製　殭蠶炒斷絲　南星製

白附子各二兩

右七味為末蒸餅為丸如梧子大每服三十丸食後薑湯下

訶子散

治久嗽語聲不出

訶子肉一錢五分炒　通草一錢五分　杏仁一錢去皮尖炒

右三味杵為散水二盞薑三片棗一枚煎八分食後服

皺肺丸

治肺虛氣喘

款冬花　知母　秦艽

百部去心　紫菀　貝母

阿膠　糯米炒各一兩　杏仁另研四兩

右九味共為細末將羊肺一具先以水灌洗看容得水多少即更添些些煮杏仁令沸濾過灌入肺中繫定以糯米泔煮熟研爛成膏搜和前藥末杵數千下丸如梧子大每服五十丸食前桑白皮煎湯送下

甯嗽丸

治咳嗽之妙丹消諸痰之聖藥

生地黄　麥冬　柿霜各二兩

紫菀一兩二錢　白芍　茜草各五錢

川貝四錢　百合　玉竹

冬花各一兩　天冬一兩五錢　知母七錢

右十二味共研細末煉蜜為丸每服三四錢淡薑

湯送下

心按此治肺胃燥熱欬嗽之方與風寒欬嗽正相

反也

加味百花丸

治久咳不已或痰中帶血尤宜得熱下氣涼血除痰潤肺甯心益氣

野百合　冬花　紫菀各二兩

烏梅肉　百部各一兩

右五味共為細末煉蜜為丸如梧子大每服一二錢細嚼白滚湯下忌動火之物

心按此方與前方相類

梨蜜膏

治日久咳嗽神驗

甜梨一枚

右將梨頂蒂下切開一片將梨肚中核挖淨入好白蜜塡滿將切下梨頂蓋好再用生白麵糊滿糊梨上入灰火中煨黄取出去麪食梨一枚即愈神效之極

紫菀膏

治肺熱欬嗽肌膚灼熱面赤如醉

紫菀茸二兩　款冬花一兩　杏仁炮去皮尖炒研

枇杷葉刷去毛蜜水炙　木通　桑根皮蜜炙

大黃酒蒸各五錢

右七味入銅鍋內熬成膏蜜收不時噙化一二匙中病即止不可過服久嗽去杏仁大黃煎成加童便半盞

枇杷膏

專治勞傷虛損吐血咳嗽發熱身體瘦弱四肢酸軟精血疲倦腰背疼痛飲食不進以及一切不足

弱症服之屢效咳嗽尤應驗如神輕者二三料全愈重者四五料除根貧富可用不必另服别藥免致誤用害事即無病常服可保身強神旺此方得自仙授藥極平易功最神奇

枇杷葉五十六片新鮮者更佳洗淨毛　建蓮肉四兩不去皮

白蜜半鍾先熬滴水成珠大便乾燥者多加大便溏瀉者不用以白糖代之

大棗半觔或黑棗徽棗均可　大梨二枚去皮心切

右五味先將枇杷葉放銅鍋內砂鍋亦可以河水煎出濃湯用細絹濾清汁去葉與渣不用後將梨

棗蓮蜜和入煎熬以蓮肉融爛爲止用磁瓶收貯

隨意温熱食之凡虛弱服藥多則脾胃受傷飲食

減少痰更加重虛弱咳嗽者若不早治肺損難治

惟此方最益肺臟治咳嗽應效如神如虛弱並不

咳嗽者枇杷葉不用只用河水同煮咳嗽多痰者

加川貝母一兩研極細末俟煮熟時入内煮一二

滚取起若吐血用藕節二十一枚擣汁同煮冬月

多製久收不壞夏月隨食隨製

五味子圓

平肺氣補虛消飲

五味子二兩　桂心　大杏仁

青皮　細辛　人參

檳榔煨各一兩　乾薑炮　附子各五錢

右九味共爲細末煉蜜爲丸如梧子大每服三四十丸溫酒或白湯下空心食前日三服

五味黃芪散

治肺虛欬嗽

麥門冬　熟地黃各一錢　桔梗

黄芪各一錢五分　五味子　人參

芍藥　甘草各五分

右八味作一服水一盞煎八分食後温服

桑白皮散

治肺熱欬嗽氣逆

桑白皮炒　桔梗　川芎

防風　薄荷　黄芩

前胡　柴胡　紫蘇

赤苓　枳殼　甘草各等分

右十二味㕮咀每服七錢薑三片棗二枚煎七分
食遠服
欵氣丸
治肺氣逆滿欬嗽氣急
青皮　陳皮　檳榔
木香　杏仁　茯苓
郁李仁去皮　川當歸　廣茂
馬兜鈴炮　葶藶各二錢　人參
防己各四錢　牽牛頭末二兩五錢

右十四味共為細末薑汁麪糊丸如梧子大每服二十丸加至七十丸食後薑湯送下

杏仁蘿蔔子丸

治肺氣不利欬嗽氣逆

杏仁　蘿蔔子炒各一兩

右二味共為細末粥糊為丸如桐子大每服五十丸白湯下

清金潤燥天門冬丸

治肺臟壅熱咳嗽痰唾稠粘

天門冬去心一兩五錢焙　百合　前胡
半夏湯洗去滑　貝母煨　桔梗
桑白皮　漢防己　紫菀麩炒
赤茯苓　生地黃　杏仁湯浸去皮尖雙仁麩炒黃研如膏各七錢五分
右十二味共為細末煉蜜和擣二三百杵丸如桐子大每服二十丸不拘時生薑湯下日三服
又方去防己前胡桑皮赤茯苓加麥門冬人參肉桂阿膠陳皮甘草各三兩糯米粉并黃蠟一兩成

粥更入蜜再熬和勻丸如櫻桃大每服一丸同生
薑細嚼下治肺經内外合邪咳嗽語聲不出咽喉
妨礙狀如梅核噎塞不通膈氣噎食皆可服
又方單用天門冬十兩生地三觔取汁爲膏麥冬
八兩膏子爲丸如桐子大每服五十丸逍遥散下
逍遥散須去甘草加人參治婦人喘嗽手足煩熱
骨蒸寢汗口乾引飲面目浮腫

蜜煎酥

此方非獨治嗽兼補虚損去風燥悦肌膚婦人服

之尤佳

白沙蜜　牛　酥各一升　杏　仁三升去皮尖研

右三味將杏仁於磁盆中用水研取汁五升淨銅鍋內勿令油膩垢先傾三升汁於鍋內刻木記其淺深減記又傾汁二升以緩火煎減肖記處即以蜜酥二味煎至記處藥成置淨磁器中每日三次以溫酒調一匙或以米飲白湯皆可調服七日噎色變白二七日噎稀三七日噎止

金珠化痰丸

治胸膈煩悶涕唾稠粘痰實咳嗽咽溢不利

辰砂研飛二兩　生白龍腦細研五錢　皂莢子炒黃色

白礬石器內熬汁盡冷研　鉛白花細研　天竺黃研各一兩

金箔二十片為衣　半夏湯洗七次用生薑一兩去皮同擣細作餅炙黃四兩

右八味以半夏皂莢子為末與諸藥研勻生薑汁煮麪糊丸如桐子大每服十丸至十五丸生薑湯下食後臨卧服此方製半夏之法頗妙治上膈之痰最宜

清音丸　統旨

治咳嗽失音

桔梗 訶子各一兩 甘草五分

硼砂 青黛各三錢 冰片三分

右六味共為細末蜜丸如龍眼大不時噙化一丸

十味丸 外臺

治久嗽有聲成肺癰者

麻黃去節 白前各二兩 桑皮

地黃各六兩 射干四兩 白薇

橘皮各三兩 百部 地骨皮各三兩

右九味共為末蜜丸如桐子大桑皮湯下十丸日再服稍加至十五丸

刼勞散

治肺痿欬嗽痰中有紅線盜汗發熱熱過即冷

熟地黃四錢　當歸　白芍各三錢

人參一錢五分　黃芪　阿膠

半夏各三錢　甘草炙一錢　五味子五分

右九味杵為散每服三四錢加薑棗水煎空心服

扁豆散

治久嗽咯血成肺痿多吐白涎胸鬲滿悶不食

白扁豆　生薑各五錢　枇杷葉去毛

半夏　人參　白朮各一兩

白茅根三分

右七味細剉水三升煎至一升去滓下檳榔末一錢和勻分四服不拘時候

紫菀散

治欬唾有血虛勞肺痿

紫菀茸　人參各二兩　麥門冬去心

桔梗　茯苓　阿膠

川貝母去心各一兩　五味子　甘草炙各五錢

右九味杵為散每服四五錢水煎去滓服

人參蛤蚧散

治肺痿失音欬唾膿血或面上生瘡

人參　甘草炙各三兩　杏仁去皮尖五錢

知母酒炒　川貝母去心　桑白皮薑汁和蜜炙

茯苓各一兩　川蛤蚧十對酒浸酥炙色白形如守宮者真若剖開如鼠皮

右八味杵為散每服三錢不拘時茶清或蜜水調

服

消風散

治風熱欬嗽遍身疥瘮小兒瘡疹餘熱

川芎　羌活　防風

荊芥穗　藿香　人參

茯苓　殭蠶　蟬蛻

甘草炙　陳皮　厚樸薑製減半

右十二味杵為散每服三四錢茶清調下或用五錢水煎去滓服如久病頭風目瞖每日三服效

此方妙用全在厚樸人參當知肌表之疾無不由胃而發故用厚樸清理其內即以人參助諸風藥消解風熱於外則羌防荊芥輩方始得力耳

三物白散 外臺

治欬而胸滿振寒脈數咽乾不渴出濁唾腥臭久久吐膿如米粥者為肺癰

桔梗三分　巴豆一分去皮熬令如脂　貝母三分

右三味杵為散強人飲服半錢匕羸者減之病在上膈者吐膿血膈下者瀉出若下多不止飲冷水

一盃則定肺痿全屬内症肺癰乃係外科輕者煎藥可愈重者膿血已聚必得清火消毒提膿保肺等藥方能挽回否則不治所以金匱云始萌可救膿成則死也

鐘乳丸

治冷哮痰喘但有血者勿服

鐘乳石（酒浸研七日水飛七次甘草湯煮三伏時蘸少許撚開光亮如蠹魚為度）

麻黄（醋湯泡焙乾）　杏仁（揀去雙仁泡去皮尖）　甘草（炙各等分）

右四味研極細末煉白蜜為丸如彈子大五更臨

卧各嗡化一丸去枕仰卧勿開言數日效此即麻黄湯去桂枝麻杏甘石湯去石膏而易鐘乳互换一味寒熱天淵本草言服鐘乳人一生忌术以石藥慓悍白术壅滯犯之恐有暴絶之虞而千金方有二味並用者又非庸工可以測識也

冷哮丸

治背受寒氣遇冷即發喘嗽頑痰結聚胸膈痞滿倚息不得卧

麻黄炮　川烏生　細辛

蜀椒　白礬生　牙皂去皮弦子酥炙

半夏麴　陳膽星　甘草生

杏仁去雙仁連皮各一兩　紫菀茸　款冬花各二兩

右十二味共為細末薑汁調神麴末打糊為丸每遇發時臨卧生薑湯服二錢羸者一錢更以三建膏貼肺俞穴服後時吐頑痰胸膈自寬服此數日後以補脾肺藥調之候發如前再服

都氣丸

治陰虛咳嗽水泛為痰喘不得卧

熟地黃八兩　懷山藥　酸萸肉各四兩

福澤瀉　雲茯苓　粉丹皮

五味子各三兩

右七味各為細末煉蜜為丸如梧子大每服三錢

開水送下

清音噙化丸

久嗽咳傷肺氣聲音雌啞

黃柏蜜炙　麥門冬去心　當歸

白茯苓　熟地黃　生地黃各一兩

訶子　真阿膠　天門冬鹽水拌炒
知母各五錢　烏梅肉十五枚　人參三錢
人乳　牛乳　梨汁各一碗共熬膏
右十二味為細末和膏加煉蜜搗丸如芡實大每
用一丸仰卧噙化日用三丸如改作小丸每服一
錢訶子煎湯或蘿蔔湯送下

龍膽丸

治久欬音啞

硼砂一兩　元明粉　訶子肉

膽南星各二錢　冰片三分　百藥煎三枚

右六味乳細用烏梅肉一兩搗如泥丸如龍眼核大每用一丸噙化

皂礬丸

治梅核氣服之神效

膽礬　硼砂　明礬

牙皂　雄黃各等分

右五味為細末紅棗煮爛取肉為丸如芡實大空心噙化一丸溫黃酒一盃過口內服蘇子降氣湯

硝石丸

治痰結核在咽喉中不能出入

瓜蔞仁　杏仁　海石

桔梗　連翹各一兩　樸硝四錢

右六味為末薑汁和蜜為丸如櫻桃大噙服之

乳蜜膏

治久失音啞

人乳　白蜜　雪梨汁

香椿汁各四兩如無鮮香椿搗汁即用乾香椿芽為末四兩代之

右四味共熬成膏白湯冲服三錢

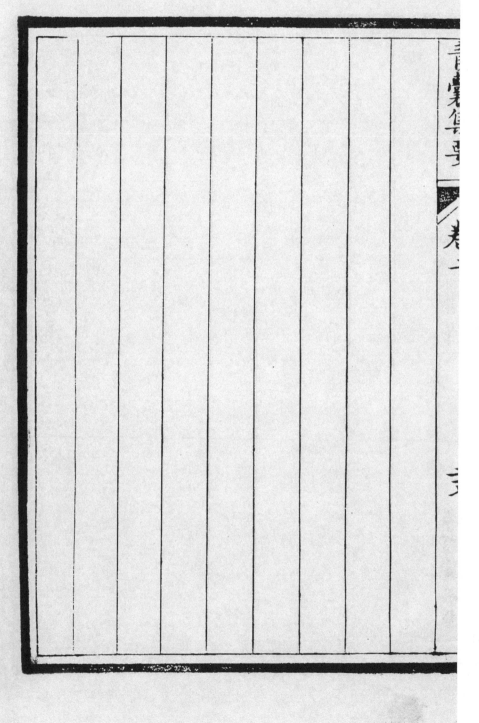

雜病十二

痰飲方

上清丸

治口舌生瘡咽喉腫痛服之清音止嗽寬膈化痰順氣生津大有功效

蘇薄荷四兩　百藥煎二兩　硼砂五錢

砂仁　生甘草　桔梗

柯子煨　元明粉各二錢五分　梅氷片二錢

右九味共為細末煉蜜為丸每重二錢臨卧時口

中嗆化一丸

深師消飲丸

治停飲胸滿嘔逆腹中水聲不思飲食

枳實一兩　白朮二兩　茯苓一兩

炮薑五錢

右四味共爲細末薑汁調神麴煮浮糊爲丸如梧子大每服三四十丸淡薑湯或米飲任下

三聖散

治溼痰壅塞

瓜蒂炒微黄　防風各二兩　藜蘆五錢

右三味杵為散每服四五分以虀汁三盞慢火熬至一盞去滓澄清放温徐徐服之以唾為度不必盡劑

心按此實見共為風痰上壅之實症可用否則不可輕試

竹瀝達痰丸

治痰火喘急昏迷不卧不省人事如癡如狂厥逆驚癇怪病多痰變幻百出等症

青礞石煆　炙甘草各一兩　生大黃
淡黃芩各六兩　薑半夏　橘紅各二兩
沉香五兩
右七味共為細末竹瀝薑汁泛丸每服二錢竹葉
湯下
清氣化痰丸
清肺止嗽順氣消食化痰寬胸健脾開胃進食定
喘
製南星三兩　甘草一兩　黃連

黄芩　薑半夏各五兩　陳枳實

栝蔞仁　杏仁　雲茯苓

陳皮各四兩

右十味共為細末生薑汁泛丸每服二錢食後開

水送下

青礞石丸

治中外老痰胸膈痞悶經絡四肢不遂等症

青礞石煅五錢　半夏薑汁製　白朮生各一兩

風化硝三錢　橘紅五錢　茯苓八錢

黄　芩四錢

右七味共為細末神麴糊丸如梧子大空心淡薑湯下二錢

礞石滚痰丸養生主論

治實熱老痰之峻劑虛寒者禁用

大　黄酒蒸　黄　芩各八兩　沉　香五錢忌火

礞　石一兩焰硝煅過埋地中七日

右四味共為細末水泛為丸如川椒大量人大小用之温水一口送過咽即仰卧令藥徐徐而下半

日不可飲食勿起身行動言語待藥氣自胃口漸
下二腸然後動作飲食服後喉間稠粘壅滯不快
此藥力相攻故痰氣在上也少頃而藥力至漸逐
惡物入腹下腸效如響應
徐洄溪云此下結痰之主方也

指迷茯苓丸

治中脘留伏痰飲臂痛難舉手足不得轉移

茯苓二兩　半夏一兩　枳殼五錢炒
風化硝二錢五分

右四味共為末薑汁和丸如桐子大每服三十丸薑湯下

徐洄溪曰此方極和平而義精效速方内半夏宜生研澄粉用

沉香化氣丸

治胸中痰熱積年痰火無血者宜之

半夏麯八兩用生薑汁一小盃竹瀝一大盃製　黄連二兩薑汁炒
木香一兩　沉香二兩

右四味共為細末甘草湯泛丸如桐子大每服二

錢空心淡薑湯下本方加參朮茯苓各六兩甘草二兩名運痰丸治脾虛熱痰堵塞膈氣不舒

消痰餅子

治老痰結於喉中燥不得出

栝蔞霜　杏仁研　海石煆

桔梗　連翹　風化硝各等分

右六味共為細末用生薑汁少許拌再加煉白蜜為丸如彈子大不時口內噙化一丸

化痰圓

治停痰宿飲

半夏湯洗七次別末　人參　白茯苓

白朮　桔梗生薑汁浸各一兩　枳實

香附子　前胡　甘草各五錢

右九味共為細末用半夏末生薑汁同煮糊圓如梧子大每服三四十圓食前薑湯下

三生圓

治中脘風涎痰飲眩瞑嘔吐酸水頭疼惡心

半夏二兩　南星　白附子各一兩

右三味並生為細末滴水圓如梧子大以生麪滾衣陰乾每服十圓至二十圓不拘時候生薑湯下

檳榔圓

治心下停飲冷痰頭目暈眩睡卧口中多涎

檳榔三分 丁香一分 半夏各一兩

細辛 乾薑 人參各五錢

右六味共為細末薑汁煮糊圓如梧子大每服二三十圓薑湯下日三服

川芎圓

治鬲上熱痰

川芎（二兩細剉慢火熬熟）　川大黃（二兩蒸令乾）

右二味焙乾為末用不蛀皂角五七挺温水揉汁絹濾出渣瓦罐中熬成膏和前二味為圓如桐子大每服十五丸小兒三圓薑湯下

前胡丸

治心頭痰積宿水嘔逆不下食

前胡　白朮　甘草（各五分炙）

麥冬（去心六分）　旋復花　豆蔻（各三分）

人參六分　枳實炙　大黃各四分

右九味共為細末蜜丸如桐子大空腹酒下二十丸漸加至三十丸忌桃李魚蒜等物

神朮丸

治痰飲

茅蒼朮製一觔　生芝麻五錢水研取漿　大棗十五枚煮爛

右三味前二味為末煮棗肉同搗和丸桐子大日乾服七十丸空心溫酒下

老痰丸

潤燥開鬱降火消痰治老痰鬱痰結成粘塊凝滞喉間肺氣不清或吐咯難出

天門冬去心　黄芩酒炒　海粉另研

橘紅去白各一兩　連翹去心　桔梗各五錢

青黛一錢另研　香附淡鹽水浸炒五錢　芒硝二錢另研

瓜蔞仁一兩另研

右十味共為細末煉蜜為丸入薑汁少許和藥杵如龍眼大噙嚼一丸清湯送細嚥之或丸如菉豆大淡薑湯下五六十丸

大川芎丸

消風壅化痰涎利咽膈清頭目治頭痛旋運心忪煩熱頸項緊急肩背拘倦肢體煩疼皮膚搔癢腦昏目疼鼻塞聲重面上遊風狀如蟲行

川芎七十五兩　桔梗一百兩　甘草三十五兩　防風去苗二十五兩　細辛洗五兩　龍腦薄荷葉焙乾七十五兩

右六味共為細末煉蜜搜和每一兩五錢分作五十丸每服一丸臘茶清細嚼下食後臨臥各一服

旋覆花散

治心胸痰熱頭目旋痛飲食不下

旋覆花五錢　甘草炙各五錢　枳殼去瓤麩炒二兩

石膏細研二兩　赤茯苓　麥門冬去心

柴胡去苗　人參各一兩　犀角屑

防風去蘆　黄芩各七錢五分

右十一味㕮咀每服五錢水一大盞生薑半分煎至五分去渣良久温服

化涎散

治熱痰利胸膈止煩渴

凝水石一兩煅研　鉛白霜另研　馬牙硝另研

雄黃一錢另研各　白礬煅枯研　甘草二錢五分炙各

龍腦少許

右七味共爲細末研匀每服一錢不拘時水調下

小兒風熱痰涎用沙糖水調下五釐此藥性涼不

可多服

鵝梨煎丸

治熱痰涼心肺利咽膈解熱毒補元氣

大鵝梨二十枚去皮核用淨布絞取汁　薄荷生半觔研汁

皂角不蛀者十挺去皮子漿水二升揉取濃汁　人參一兩另研

生地黃半觔研取汁同上梨薄皂蜜熬膏　白茯苓去皮一兩另

白蜜濾淨半觔　白蒺藜炒去刺　牛膝酒浸

肉蓯蓉酒浸切焙乾　半夏湯泡　木香各一兩

檳榔煨二兩　防風　桔梗炒

羌活　白朮製　青橘皮去白

山藥各七錢五分　甘草炙五錢

右二十味除梨薄皂地黃白蜜外共為細末同前

膏拌勻杵令得所丸如梧子大每服十丸加至二十丸食後荆芥湯送下日二服

八珍丸

治膈痰結實滿悶喘逆

丹砂研五錢　犀角鎊　羚羊角鎊

茯神去木　牛黄研　龍腦研各二錢五分

膽南星　硼砂各一兩

右八味共為細末研勻煉蜜和丸如雞豆實大每服一丸食後細嚼人參荆芥湯下

雜病十三

血症方

地黄散

治鼻衄久不愈

生地黄　熟地黄　地骨皮

枸杞子

右四味各等分焙乾為末每服三錢蜜湯調下

花蘂石散

治氣虚血凝瘀積壅聚胸膈作痛宜用重劑竭之

花蘂石五兩煨碎產硫黃山中狀如黃石中有黃點如花之心故名花蘂近世皆以玲瓏如花蘂者偽充欲試真偽煆過置血上血即化水者為真　硫黃二兩

右二味同入陽城罐內鹽泥封固煆一伏時研如麪每用二錢食遠童便調服婦人產後血逆血暈胞衣不下或子死腹中俱宜服之瘀血化為黃水然後以獨參湯調之

十灰散

治虛勞吐血咯血先用此遏之

大薊　小薊　柏葉

薄荷　茜根　茅根

山梔　大黄　牡丹皮

椶櫚皮各等分

右十味各燒灰存性紙裹蓋地上一夕食遠服二三錢童便調下

花蘂石散為破血之峻劑功專化血為水而世畏其峻罕能用之葛可久言暴血成升斗者宜花蘂石散若病久涉虚及肝腎二家之血非其所宜且與十灰散並舉而言不分寒熱主治所以後世不

能無誤用之失當知十灰散專主火炎上湧之血倘誤用以治陰邪固結之證為害猶輕若誤用花蘂石散治血熱妄行之病為患莫測況血熱妄行十常八九陰邪固結十無一二所以舉世醫者病者俱畏之如蠍遂致置而不講乃致一切陰邪暴湧之類悉皆委之莫救豈其命耶

十灰丸

治吐血衄血崩中下血一切出血不止

綿兜灰　血餘炭　蓮蓬灰

茜草灰　　丹皮灰　　大薊灰

蒲黄灰　　小薊灰　　側柏灰

陳椶灰

右十味各等分共研細末藕節湯泛丸每服三錢

開水送下

童真丸

治虚勞吐血氣虚喘嗽

真秋石　　川貝母去心各等分

右二味共為細末煮紅棗肉為丸如梧子大空腹

薄荷湯下二錢如脈虛氣耗加人參若脈細數為陰虛禁用人參加牡丹皮脾虛溏泄加山藥茯苓炙甘草

瑞金丹

治虛勞吐紅瘀結者

川大黃酒拌炒黑至黃烟起為度

真秋石各一兩

右二味杵為細末煮紅棗肉為丸如小豆大空腹薄荷湯下二錢瘀在心包不時驚悸面赤神昏者加真鬱金三錢皮色如梧桐子紋縐者真瘀在胃吐血成盆者

犀角地黄湯送下

白芨枇杷丸

治咯血

白芨一兩　枇杷葉去毛蜜炙　藕節各五錢

右三味共為細末另以阿膠五錢蛤粉炒用生地汁調之火上頓化入前藥為丸如龍眼大每服一丸此治肺血之方枇杷藕節只宜作湯為丸非法

天門冬圓

潤肺安血止嗽治吐血咯血

天門冬一兩　甘草　杏仁炒
貝母　白茯苓　阿膠各五錢
右六味共為細末煉蜜圓如彈子大噙津含化一日夜可十圓不拘時候

四生丸

治吐血衄血血熱妄行
生荷葉　生艾葉　側柏葉
生地黃各等分
右四味共搗爛丸如雞子大每服一丸水煎去滓

服以丸藥煎湯亦一法

百花煎

治吐血咳嗽補肺

生地汁　藕汁　黃牛乳各一升

胡桃十枚研細　乾柹五枚細研　杏仁三兩研細

清酒一升　阿膠五錢炙燥末　秦艽五錢末秦艽味太苦當用薄荷或蘇子汁　大棗二十一枚煮去皮核研爛

右十味煎減半入好蜜四兩慢火養成入磁器内多服一匙米飲調下日三方内薑汁太多宜減去大半

黄芪散

因嗽咯血成勞眼睛疼四肢倦脚無力

黄芪　麥門冬　熟地黄

桔梗　白芍藥各五錢　甘草一分

右六味共為粗末每服四錢水一盞半薑三片煎七分去滓温服日三服

清咽太平丸

專治膈上有火早間咯血兩頰常赤及咽喉不清等症

薄荷葉十兩　桔梗三兩　川芎

防風　犀角　柿霜

生甘草各二兩

右七味共為細末煉蜜為丸每丸重一錢食後開

水下

黑神散

治吐血衄血屢發不止

甘草炙二兩　乾薑炮　肉桂各一兩

熟地黄四兩　當歸三兩　蒲黄篩淨炒黑三兩

白芍 酒製 二兩

右七味杵為散每服四錢用細黑豆半合微炒香淋酒半盞和水半盞煎至半盞入童便半盃和服世本以黑豆炒熱去殼同上藥為散不知黑豆之功全在殼也氣虛加人參三兩黃芪六兩以固衛氣庶無營脫之患

止衄散

治久衄發熱

黃芪 六錢　當歸　赤茯苓

白芍藥　乾地黃　阿膠各三錢

右六味杵為散半饑時麥門冬湯調服三錢日三服面熱足冷心懸如饑下焦陰火也加肉桂末一錢五分渴不能飲自覺膈滿者瘀血也加犀角丹皮氣虛少食二便如常者獨參湯服之兼感微風發熱頭痛者葱白香豉湯服之虛煩不安不時悶熱者梔子豉湯服之素有偏風頭痛異常者黑豆荊芥炭淋酒服之驟衂不止者茅花湯服之久衂不時舉發者烏梅湯服之

茜梅圓
治衂血無時
茜草根　艾葉各一兩　烏梅肉焙乾五錢
右三味共為細末煉蜜圓如梧子大空心食前烏梅湯下三十圓
三黃散
治同前
大黃一兩　黃連　黃芩各五錢
右三味杵為散每服二錢新汲水調下蜜水亦得

經云天暑地熱經水沸溢蓋血妄行陽勝陰也

元霜膏

治虛勞欬嗽吐血下血壯熱困倦其效如神

真烏梅汁　梨汁　蘿蔔汁

柿霜　白砂糖　白蜜各四兩

生薑汁一兩　赤茯苓研八錢　款冬花人乳浸曬乾研

紫苑研各二兩

右十味共入砂鍋内熬成膏為丸每丸重一錢卧時含口中緩緩嚥下每晚連含三丸

辰砂妙香散

治心脾不足恍惚不睡盜汗遺精衂血溺血

黄芪蜜炙　人參各二兩　甘草

桔梗　山藥　遠志甘草湯洗去骨

茯神　茯苓各一兩　木香煨二錢五分

辰砂另研水飛淨三錢　麝香另研一錢

右十一味杵為散每服二錢不拘時温酒調服

祕旨無木香有縮砂三錢本方去黄芪山藥桔梗

木香加龍骨益智即王荊公妙香散

人紅丸

專治童子虛勞欬嗽壯熱吐血屢試神驗亦治大人陰虛諸症

人龍即蚘蟲二十一條用童便洗淨新瓦上焙乾色黃爲度勿使枯黑　蘿蔔子一錢五分炒研末　大熟地五錢搗爛　真藕粉自製一兩五錢　真川連六分酒拌炒研末　破皮紅棗三十枚飯上蒸熟去皮核

右六味共搗爲丸如梧子大每早白湯送下七丸逐日加添二丸加至二十一丸止服至一料全愈

雜病十四

胸痺心胃氣痛方

薏苡附子散 金匱

治胸痺緩急之證

薏苡仁 二兩　大附子 炮一枚

右二味杵為散服方寸匕日三服

細辛散 千金

治胸痺達背痛

細辛　甘草 各六錢　枳實

生薑　栝蔞實　乾地黃
白朮各一兩　桂心　茯苓各一兩五錢
右九味杵為散酒服寸匕
崔氏烏頭丸
治風冷邪氣入乘心絡或腑臟暴感寒氣卒然心痛或引背膂經久不瘥
附子　川烏頭　赤石脂
蜀椒　桂心　乾薑
右六味各等分共為細末煉白蜜為丸如梧子大

每服三丸冷酒下覺至痛處痛即止若不止加至五六丸以知為度若早服無所覺至午再服三丸若久心痛每旦三丸加至十丸劑終不發忌猪肉生薑

熨背散 千金翼

治胸痺心背疼痛氣悶

烏頭　細辛　附子

羌活　蜀椒　桂心 各一兩

川芎 一兩三錢五分

右七味杵為散以少醋拌綿裹微火炙令煖以熨背上

沉香至珍丸

治九種心痛一切胃痛兩脇脹滿等症

沉香　木香　丁香各四錢

巴霜　陳皮　青皮

烏藥　檳榔　蓬朮

川連各一兩

右十味共為細末麪糊為丸如梧子大每服三丸

重者五六丸白湯下

定痛丸

專治九種心胃氣痛受寒而痛者更妙

五靈脂二錢　公丁香四分不見火研末　明雄黃四分研末

巴豆霜去油淨末　白胡椒　廣木香研末各四分

子紅花二錢　枳殼二錢

右八味各研細末稱準分兩和勻再共研極細收貯磁瓶幸勿泄氣每服五釐男以左手心女以右手心盛藥舌尖舐咽下一個時辰不可飲茶不論

遠年近日發時服二三服皆可除根

五香散

治心胃氣痛

真沉香　木香　公丁香

乳香去油　沒藥去油　五靈脂

前胡各一錢　麝香一分

右八味共為細末磁瓶蜜貯不可泄氣每服七分

開水下

此方治各種氣痛有滴水入口即吐者有痛極難

忍抓破衣物者服之即痛止神效非常百無一失惟蟲痛非此藥可治須照蟲痛方治之

心按此方藥皆辛燥破氣然用之甚少無大耗散之虞而肥人寒結氣滯者宜之若瘦人陰虛火旺者非宜

香鬱散

此方得自仙傳凡各種心胃氣痛服之止痛如神有人製送數十年遠近求者甚衆無不藥到病除

青皮橘枚一百　香附一觔　鬱金四兩

右三味先將橘子放大蒸籠内蒂眼朝上用新布墊底再將香鬱二味研細末糝於橘蒂眼上蓋好蒸極熟透每橘蒂上蓋生薑一片薑上加艾絨一小團燒之燒過另换薑艾連燒三次曬過一天次晚再蒸過夜次日再用薑艾如前法燒接連蒸曬九次每蒸一次照前法燒三次如天陰無日即風吹亦可製好用磁瓶收貯每服連橘帶藥共一錢用水煎服一服可煎二次藥宜冬時製配以免霉壞

銀黃散

專治心胃寒痛年久者三服斷根並治寒疝及肚腹寒痛屢試如神百發百中

銀硝八兩　黃丹水飛

右二味用大銀罐一隻將銀硝放罐內用炭火煆火要大又不可太猛用銅筷不住手順攪不可逆下再將黃丹分作數次加入銀硝即化為水攪至半個時辰硝丹合為一色傾入冷水內俟冷定取出研細磁瓶收貯埋地下一月拔去火毒每用五分體

弱者三分熱燒酒冲服此方須審定的是寒症可用餘症不可用

分氣丸

治心腹痞悶疼痛兩脇氣脹痰涎上攻咽嗌不利能行氣化酒食

黑牽牛生熟各半頭末四兩　青皮炒　陳皮炒

乾薑炮　桂心各一兩

右五味共為細末水泛為丸如梧子大每服三十丸空心淡薑湯下

金鈴子散

治熱厥心痛或作或止久不愈者

金鈴子酒煮去皮核　延胡索醋炒等分

右二味杵為散每服三錢溫酒調下

手拈散

治中脘死血作痛好飲熱酒人多此症

延胡索　五靈脂酒研澄定　草果仁

沒藥各等分

右四味杵為散每服三錢不拘時熱酒調服或用

熬熟砂糖為丸溫酒送下七十丸

煮黄丸

治心胸腹脇痰食痞癖脹急冷痛但屬熱結唇口燥渴小便赤澀者禁用

雄黄研二錢　巴豆霜去皮心熬作淨二錢

右二味共為細末入白麪二兩研勻滴水為丸如梧子大滚漿水煮十二丸以淨為度濾入冷漿水内沉冷每服一丸涼茶下逐時服之一日服盡以微利為度不必盡劑

海蛤丸 丹溪

治痰飲心痛

海蛤 燒灰為末過數日火毒散用　瓜蔞仁 研

右二味以海蛤入瓜蔞内乾溼得所為丸每服五十丸白湯下

柴胡疎肝散

治怒火傷肝脘痛血菀於上

柴胡　橘皮 醋炒各二錢　川芎 童便浸切

芍藥　枳殼 炒各一錢五分　甘草 炙五分

香附醋炒一錢五分　山梔薑汁炒黑一錢　煨薑一片

右九味杵爲散水煎食前温服吐血加童子小便半盞

九製大黄丸

治積瘀停滯宿食積痰血結心腹痛痹等症功能推陳致新不傷元氣

生大黄一觔酒蒸三次曬乾

右用藁本汁煮透曬乾又用枳殼汁煮曬乾又用車前子汁煮曬乾又用側柏葉汁煮曬乾爲細末

煉蜜為丸如梧子大每服二三錢白湯下

青囊集要 卷

青囊集要卷十一目録

雜病十五反胃噎膈方

一　永禪室藏板

祛瘧散
聖濟鼈甲丸
金匱鼈甲煎丸

雜病十七　瀉痢方

木香圓
木香散
香連丸
固腸丸
厚腸丸

五靈三香丸
蠟豆丸
巴豆餅
鴉豆子圓
蒲麴丸
槐花散
又方
又方
棕柏丸

青囊集要卷十一目録　四　永禪室藏板

剪紅丸

茵棗圓

加减平胃散

玉屑圓

椿皮圓

黄連犀角散

黄連丸

犀角散

鬱金散

黄牛糞散

治五臌神方

消臌餅

治水臌方

治氣臌方

治血臌方

十水丸

舟車神祐丸

葶藶丸

三白散
防已散
范汪大甘遂丸
瓜蔞瞿麥圓
蒲灰散
五香散
小温中丸
木香丸

青囊集要卷十一

南海普陀山僧心禪輯

傳徒僧大智　大延仝校

門人王學聖

雜病十五

反胃噎隔方

撮氣散

治寒涼傷肺飲食不下胸膈飽悶吞酸氣逆久嗽

不止

白朮　乾薑各二兩　黄芪蜜炙

附子　川椒　杏仁各一兩

甘草五錢

右七味共為粗末每服四錢水煎服初服冷熱相争覺煩悶欲吐少頃肺氣降即安

乾薑圓

治酒癖停飲吐酸水

乾薑　葛根　枳殼

橘紅　前胡各五錢　白朮
半夏麯各一兩　甘草　吳茱萸各一分
右九味共為細末煉蜜圓如梧子大每服三十圓
空心米飲下
香靈圓
治嘔吐不止
丁香　好辰砂各八錢研　五靈脂四錢
右三味以香脂先為細末後入辰砂再研勻狗膽
汁或豬膽汁為圓如雞頭子大每服一圓生薑橘

皮湯磨下

鯽魚散

治反胃

大鯽魚一尾

右去腸留膽納綠礬末填滿縫口以炭火炙令黄乾爲末每服一錢陳米飲調下日三服此亦治反胃之病中宫雖有濁陰竊踞不耐辛温之剛燥以甘温酸鹹之品引濁下趨即以陳米飲調中勿使中土失職真王道之藥也

丁香煮散

治胃反嘔逆呃噦泄瀉

丁香三七粒　生薑七片　黃秫米半合

建蓮肉去心二七粒上三味另煎去滓

右四味杵爲散水一碗半煮熟去薑啜粥此倣附子粳米湯之制彼用硬米此用糯米皆取其直達胃府雖其勢稍平亦是突圍之將局方無蓮肉秫米而多川烏紅豆青皮陳皮甘草乾薑良薑益智胡椒等味爲散煮湯入鹽一字調服

廣濟檳榔散 外臺

療吐酸水每食則變作醋水吐出

檳榔十六分 人參 橘皮各六分

茯苓八分 蓽撥六分

右五味擣篩為散平晨空腹生薑五六兩合皮擣絞取汁温內散方寸匕攪調頓服之日一服漸加至一匕半 純薑汁服末藥斷難入口祇宜取薑汁一滴拌藥別飲送下為妥

五膈散

治肺傷寒悞服涼藥冰伏肺氣胸膈膨脹嘔吐酸

水口中如含氷雪體倦減食或成冷勞胸中冷痰服此皆效

人參　黄芪炙　白术

麥冬　官桂　附子炮

乾薑炒　遠志去心　川椒

細辛　百部去蘆　杏仁各等分

右十二味杵為散每服四錢水煎温服

猪肺散

治膻膈神效奇方

猪肺管　鮮藕各四兩如無鮮藕即用乾藕節亦可

舊羅底一枚新白者無用即羅麪坊中所用之舊絲羅底

以上三味用新砂鍋燒灰研極細末再用生薑一兩搗爛取汁同霜白糖一兩冲服初服吐者再三服之即效如神世上治膈病獨有此方神應目覩救活人不少望仁人君子普傳陰功大焉

七汁飲

治胃汁乾枯噎食不下

生藕汁　生薑汁　梨汁

甘蔗汁　蜂蜜　蘿蔔汁
白菓汁　竹瀝各一錢
右八味和勻飯上蒸熟隨意飲之
牛涎丸
專治隔食症
糯米粉三合炒熟
以老牛涎拌勻爲小丸隨量食之神效取牛涎法
以水洗淨牛口用鹽擦之少頃涎自從牛口流出
用碗接盛愈後終身戒食牛肉

昆布丸

治五噎咽塞食飲不下

昆布洗　麥冬　天冬

阿梨勒　木通　大黃

樸硝各一兩五錢　郁李仁　桂心

百合各一兩　羚羊角　杏仁

蘇子　射干各五錢　柴胡

陳皮　檳榔各二錢五分

右十七味共為細末蜜丸桐子大熱酒下每服三

十丸不拘時

鬲氣圓

治氣食憂勞思慮而成五噎

半夏　桔梗各二兩　肉桂

枳殼各一兩五錢

右四味共為細末薑汁糊圓如梧子大薑湯下每服三十圓食後臨卧服

薰鬲圓

治胸鬲悶塞作噎

麥門冬　甘草各五錢　人參
桂心　細辛　川椒
遠志去心炒　附子　乾薑各二錢
右九味共為細末煉蜜圓如雞頭子大綿裹一圓
含化食後服日夜三服

五噎丸千金

治胸中久寒嘔逆妨食結氣不消
乾薑　蜀椒　吳茱萸
桂心　細辛各一兩　人參

白朮各二兩　橘皮　茯苓各一兩五錢
附子炮一枚
右十味共為細末煉白蜜為丸如梧子大酒服十五丸日三服漸加至三十丸

五膈丸千金
治飲食不得下手足冷上氣喘息
麥門冬三兩去心　甘草二兩　蜀椒炒去汗
遠志肉　桂心　細辛
乾薑炮各一兩　附子炮一枚　人參二兩

右九味共為細末煉白蜜為丸如彈子大先食含一丸細細嚥之喉中胸中當熱藥丸稍盡再含一丸日三夜二服七日愈

五噎五膈二丸同用參附椒辛薑桂之屬一以肝氣上逆胃氣不下而嘔噎故用萸橘以疎肝降逆苓朮以健胃通津一以腎氣不蒸肺胃枯槁而不納故用冬草以滋肺和胃遠志補火以生土又嘔噎而藥食可進者頻與小丸調之膈塞而飲食不納者時用大丸噙之其立法之詳若此可不辨而

忽諸

太陰丸

專治隔噎癆疾神應異常

預採月蝕何時當日虔誠齋戒備辦潔白淮乾麪一觔再用老紫蘇半觔煎濃汁取汁拌麪軟硬得中放潔淨磁盆內臨時恭設香案候月蝕初虧時叩首跪案前丸如梧子大至將復圓時停止即放案上露一宿陰乾揀丸上有細孔者用之極妙收藏磁瓶備用每服七丸三服為度此丸服下無不

通者

開關利膈丸寶鑑名人參利膈丸

治腸胃壅滯噎膈不通大便燥結

木香　檳榔各七錢　人參

當歸酒洗　藿香　甘草炙

枳實炒各一兩　大黃酒蒸　厚樸薑製各二兩

右九味共為細末滴水為丸如梧子大每服三五十丸食後米飲下

按此本大承氣加入參歸等味意在養正祛邪而

實攻多於補惟熱壅膈塞用之庶為得宜然噎膈之燥結皆由五志抑鬱傷耗精氣而成非有熱邪留結可攻下而除也

雜病十六

瘧病方

半夏散

治痰瘧發作有時熱多寒少頭痛額角并胸前肌肉瞤動食纔入口即吐出面色帶赤者宜服之

半夏（泡七次為末薑汁和調作餅曬乾）　藿香

羌活　芎藭（各一分）　牽牛（五錢）

右五味共為細末每服三錢食後白湯調下

蜀漆散（金匱）

治牝瘧多寒

蜀　漆即常山苗　雲　母燒二晝夜　龍　骨熬各等分

右三味杵為散發前以漿水調服五釐即酥漿温瘧加蜀漆半分臨發時服一錢匕

按蜀漆性升上涌頑痰最速雲母性温開發陰邪最猛二味相需較之常山陽起石更捷又恐湧泄太過即以龍骨斂固其津仍取龍性純陽同氣相求佐上藥以發越陰分伏匿之邪則牝瘧之寒自已與桂枝龍骨牡蠣湯火逆湯之義不殊其外臺

牡蠣湯用牡蠣蜀漆麻黄甘草四味藥雖異而功用則同蓋蜀漆得雲母則温散頑痰於内蜀漆得麻黄則温散寒邪於外亦恐發泄太過即以牡蠣收斂陰津仍取其性入陰有軟堅散結之功也用甘草者令以協和中外則胃氣有權方得振祛邪作汗之力耳

蜀漆丸 千金

主痎瘧連年不差服三七日定差方

蜀漆　知母　白薇

地骨皮　麥門冬去心　升麻各五分
恒山一兩五錢　石膏二兩研　香豉一合
萎蕤　烏梅肉　鼈甲各一兩炙
甘草
右十三味擣篩為末煉蜜和丸如桐子大空腹飲
服十丸日再加至二三十丸此方治三日瘧為宜

何首烏散

治瘧積滯去後寒熱不止至夜尤甚
生何首烏五錢碎　青皮　陳皮

甘草炙各一錢　生薑七片　大棗擘三枚

右六味，水煎露一宿，侵晨熱服。多汗而渴，加知母、烏梅；虛人腹痛，加人參、厚樸、木香。

醒脾丸

治久瘧不瘥

大蒜三兩煨去皮　川烏五兩薑汁浸去皮切片

右二味為末，醋糊丸如梧子大，每服二十丸，米飲下，小兒減半。

瘧母丸

治瘧痞結於左脇便痛

青皮　桃仁　神麴

麥芽各一兩四味俱炒　鼈甲三兩　山稜

蓬朮　海粉即蛤粉各五錢　香附二兩五味醋煮

紅花三錢

右十味共為細末神麴糊丸如梧子大每服七八十丸空心淡薑湯下

三陰春雷丸

治三日瘧毋論遠年近發無不應驗臨日清晨用

薄綿包裹塞鼻男左女右俟病發過去之孕婦勿用如法連塞三次永不再發用過將醋洗淨收貯尚可再用此藥誠心修合敬送福有攸歸宜共寶之忌口要淨一切鮮發滯氣葷腥勿食

青黛　官桂　雄黃大塊

附子製　漂硃砂　生礬

生硫黃　巴豆霜各五錢　白芷二錢

當門麝四分

右十味各研細末於五月五日午時用白水糯粽

搗爲丸如梧桐子大收藏磁瓶幸勿洩氣此丸醫治鄉下貧苦之人極驗高粱之體似覺次之

祛瘧散

治體氣虛弱瘧久不止

黄芪蜜炙一錢六分　人參　白朮

白茯苓　砂仁　草菓

五味子各一錢　陳皮一錢五分　甘草七分

烏梅三枚去核

右十味杵爲散水二鍾生薑三片棗二枚煎一鍾

温服

按此方乃表裏之邪已透於中氣虛弱者宜用之

聖濟鼈甲丸

治間二日而作者謂之三陰瘧疾最屬難治愈久愈弱此丸不拘男婦久瘧皆宜之

鼈甲四兩　青皮　常山

柴胡　黄芩　蓬朮各一兩五錢

草果二兩五錢　薑半夏　厚樸

神麯　山查各二兩　山稜一兩五錢

首烏四兩　廣皮二兩

右十四味共為細末水泛為丸每服三錢薑棗湯送下忌生冷油膩麪食雞鴨一切發物

鱉甲煎圓金匱

病瘧以月一日發當以十五日愈設不差當月盡解如其不差當云何師曰此結為癥瘕名曰瘧母急治之宜此方

鱉甲十一分炙　烏扇燒　黃芩

鼠婦熬　乾薑　大黃

桂枝　石韋去毛　厚樸
紫威　阿膠各三分　柴胡
蜣蜋熬各六分　芍藥　牡丹去心
䗪蟲熬各五分　葶藶熬　半夏
人參各一分　瞿麥　桃仁各二分
赤消十二分　蜂窠炙四分
右二十三味共為末取煆竈下灰一斗清酒一斛五斗浸灰候酒盡一半著鼈甲於中煮令泛爛如膠漆絞取汁內諸藥煎為丸如梧子大空心服七

丸日三服

雜病十七

瀉痢方

木香圓

治冷氣下瀉

木香五錢　川烏生用一兩

右二味共為細末，釅醋糊圓如梧子大，陳皮醋湯下三五十圓，不拘時候服。

木香散

治髙年痢不止

木　香用黃連各五錢剉細同炒　甘　草炙一兩

罌粟殼剉用生薑五錢碎同炒

右三味為細末入麝香少許研勻陳米飲下二錢

佛智和尚傳云在閬中嘗合以濟人治血痢尤奇

香連丸

治下痢白赤裏急後重

黃　連去蘆二十兩用吳茱萸十兩同炒令赤去茱萸不用

木　香四兩八錢八分不見火

右二味共為細末醋糊丸如梧子大每服三十丸

空心米飲下

固腸丸

治臟腑滑泄晝夜無度

吳茱萸　御粟殼　黄　連各等分

右三味共爲細末醋糊丸如桐子大每服三十丸

空心米飲下

厚腸丸

治脾虚傷食大便下赤白膿腸鳴腹痛泄下完穀

不化小兒脾虚滑泄脱肛疳瘦等症

川烏炮　桂心　硫黃製另研

赤石脂煅各一兩　乾薑炒二兩

右五味共為細末糯米糊丸如梧子大每服五十丸白湯下

香茸丸

治飲酒多遂成酒泄骨立不能食但再飲酒一二盞泄作幾年矣

嫩鹿茸酥炙黄　肉豆蔻煨各一兩　生麝香另研一錢

右三味共為末陳米飯為丸如梧子大每服五十

丸空心米飲下

神效八鼈散

治各種痢疾此方愈人無數應效如神

硼砂三錢要白如雪者　辰砂漂淨　當歸

沉香　木香　丁香

甘草　生軍各二錢　巴豆霜一錢

右九味俱不要見火各味研極細末稱準分兩和極勻磁瓶收貯勿使泄氣每服用八鼈薑一片滚水冲服片刻即下大便而愈至重者再用八鼈無

不全愈

仙傳消災普度丸

治痢疾試過多年極其效驗

原生地　白芷　防風

升麻　羌活　葛根

紫蘇　川芎　白芍

連翹　藿香各五兩　桂枝

麻黃　甘草　陳皮

法半夏　雲苓各三兩

右十七味曬燥研末外用煉蜜五觔杵爲丸每丸重三錢每服一丸小兒減半

一紅痢用陳茶葉三錢煎湯下

一泄瀉白痢生薑湯下

一時行瘟疫用荆芥五分青蒿一錢五分生薑一錢煎湯下

一霍亂吐瀉用藿香湯下

一傷食腹痛用麥芽三錢生薑一片煎湯下

一瘧疾用草菓檳榔各一錢生薑一片煎湯下

心按此瀉痢初起憎寒發熱表邪未盡者宜之久痢虚痢非所宜矣

桃花丸

治腸胃虚下赤白膿小兒脱肛極效

乾薑炒　赤石脂煅各二兩

右二味為末米糊丸如梧子大每服五十丸米飲下

新定通滯丸

治暑溼積滞下痢赤白腹痛裏急後重日數十次

不食飽悶一服即效至重者三服愈

生大黄二兩　生甘草四錢　佛手柑八錢

木香五錢

右四味共為細末加陳年大土膏五分用開水化開即用此湯泛丸每服三錢白湯下神效無比虛痢腹不痛者禁用

椒艾丸千金

治久痢完穀不化肌肉消盡

蜀椒粒三百　烏梅枚二百　熟艾一觔

乾薑三兩　赤石脂煅飛二兩

右五味椒薑艾下篩入石脂浄末梅著米下蒸熟去核合擣蜜和為丸如梧子大每服十丸日三服不應加至二十丸不瘥加黃連

阿膠丸

治冷熱不調下痢赤白

黃連　黃柏鹽水炒　當歸各一兩

芍藥二兩　阿膠蛤粉炒　烏梅肉炒各一兩

右六味為末蒸餅為丸如梧子大每服五十丸白

湯下

又方

治冷熱不調傷犯三陰腹痛下痢膿血

阿膠　黄連各二兩　當歸

乾薑　木香　黄芩

赤石脂醋煅水飛　龍骨醋煅水飛各一兩　厚樸薑汁製五錢

右九味共為細末米飲為丸如梧子大每服三十

丸米飲下日二夜一服

駐車丸千金

治陰虛下痢發熱膿血稠粘及休息痢

阿膠三兩　黃連炒黑　當歸各一兩五錢

乾薑炮一兩

右四味搗篩醋煮阿膠為丸如梧子大每服四五十丸日二夜一服米飲下

此丸如三車之輸運精氣神分治三焦以調適陰陽此因陽熱過旺陰精受傷故用黃連以駐鹿車之驟乾薑以策牛車之疲阿膠以隗羊車之陷當歸以和精氣神之散亂也

歸連丸

治陰虛下痢五色及孕婦噤口赤痢

阿膠二兩　當歸　黃連各一兩

黃芩　黃柏炒黑各五錢　蘄艾一兩五錢

右六味除膠艾共為細末以醋二升煮艾至一升去滓入膠烊盡共搗為丸如菉豆大每服六七十丸米飲下日三服

阿膠梅連丸

治陰虛下痢五色至夜發熱

阿膠　黃連各三兩　當歸一兩五錢

炮薑一錢　黃柏炒黑　赤芍

赤茯苓　烏梅肉炒枯各一兩五錢

右八味除膠將七味為細末醋煮阿膠為丸如梧子大每服三五十丸米飲下日三服

戊己丸

治溼熱泄痢腹痛不止

黃連　白芍各六兩　吳茱萸一兩黃連煮乾

右三味共為細末神麴糊丸如梧子大每服三五

十丸米湯或砂仁湯下

犀角丸

但是痢病服之無有不瘥者

犀角屑取黑色文理粗者　黄連　苦參輕擣

黄柏赤色堅薄者　當歸各等分

右五味共為細末和匀空腹糯米飲調方寸匕服之日再服忌粘滑油膩生菜

訶梨勒丸

治腸胃積寒久痢純白或有青黑日夜無度

肉豆蔻去皮　木香　乾薑泡各二十兩

縮砂仁　訶梨勒皮　川烏頭泡去皮臍

白礬煅各二十分　龍骨洗　赤石脂各八十兩

右九味共為末用粟米飯為丸如梧子大每服二十丸至三十丸温米飲下食前服甚者可倍加丸數此温濇之劑

如聖餅

治大腸冷熱不調下赤白痢及大人小兒一切積滯

蜜陀僧五錢　訶子大者八枚煨去核　硫黄製三錢

輕粉二錢　石燕一對洗淨燒赤酒淬

右五味為末，麪糊丸如龍眼大，捏作餅，每用一餅，入熱灰中煨熱，茶清下。

烏梅安胃丸金匱

治厥陰症久痢，蚘厥腹痛，嘔逆等症。

烏梅三十枚　潞黨參　細辛

黄柏　製附子　桂枝各六錢

黄連一兩六錢　乾薑一兩　當歸

川椒去目各四錢

右十味共為細末將烏梅肉溼浸蒸搗加蜜為丸每服三錢米飲湯送下

濟生烏梅丸

治腸風下血連年不愈時作時止

殭蠶炒斷絲六兩　烏梅肉炒四兩

右二味為末蜜丸如梧子大每服三錢空心米飲下

靈砂丹

治積痢

硇砂　硃砂各一分並研極細

右二味另用黄蠟半兩巴豆三七粒去殼皮膜同於銀石器内重湯煮一伏時候巴豆紫色為度去二七粒止將一七粒與前藥二味同再研極匀再鎔蠟匱藥每旋圓菉豆大每服三圓至五圓水瀉生薑湯下白痢艾湯下赤痢烏梅湯下服時須極空腹服畢一時方可喫食臨卧尤佳次日食淡粥一日瘧疾乳香湯面東五更服不發早晚間服

此藥不動氣服之瀉者止痢者斷疼者愈有積者内化亦不動臟腑大凡痢有沈積者不先去其積雖然暫安後必為害嘗記陳侍郎涇仲庚戌秋過儀真求診初不覺有疾及診視則肝脈沈弦附骨重取則牢石頑曰病在左脇有血積必發痛陳曰誠如是前此守九江被召冒暑涉長江暨抵行朝血痢已數日矣急欲登舟對醫者以剛劑燥之雖得止數日臍下一塊大如杯不旬日如椀大發則不可忍故急請宮祠以歸為之奈何曰積痢不可

強止故血結於臍脇下非柢當圓不可渠疑而不肯服次年竟以此疾終

五靈三香丸

治久痢腹痛如絞

生五靈脂　明乳香去油　沒藥去油各三錢

巴豆霜一錢五分　麝香三分　胡椒三十六粒

右六味共為細末和勻粽子搗糊為丸如梧子大硃砂為衣乾透收貯磁瓶用時將一丸納入臍内外貼膏藥到一週時痛定而愈

蠟豆丸

治久痢或作或止纏綿數年而腹仍痛諸藥不效此積滯在於大腸疊摺盤曲之處其地幽隱深遠故藥力所不能到古人屢用此丸無不藥到病除

巴豆霜一錢　黄蠟三錢

右二味先將黄蠟鎔化入巴霜於裏以蠟護其外作爲小丸如菉豆大每服三丸重者五丸白湯下

巴豆餅

治噤口痢

雄黃研細　巴豆　硃砂研細

萆麻子各五分　麝香三分研

右五味少加煉蜜和搗為丸如芡實大捏扁作餅磁瓶收貯不可泄氣每用一枚放在眉心中間以膏藥蓋之一炷香之久腹中作響即能思食去藥而愈此世傳妙方百發百中活人無算

鴉豆子圓

凡痢疾多年不愈其積日久下墜竟至大腸下口與直腸交界之處有小曲摺為腸臟最深之處藥

所不到之地其症則乍輕乍重或作或止痢則乍赤乍白任是神丹分毫無效往往纏綿三五年至十數年不愈者

鴉豆子去殼

用桂圓肉一枚大人包鴉豆子七粒多則七包少則五包小兒每包三粒多則五包少則三包空心白湯吞下隨食乾飯一碗候大便行時有白痢如魚腦者即痢之根也於一二日後再服一次以後再服一次以後不必再服戒食生冷及鼈海參海

蚯皮蛋鴨肉三月又戒葷酒十日永不復發雖十數年不愈者無不神效服至一二日後如腹中作痛用白芍甘草各一根各重三錢紙包用水浸溼火内煨熟搥爛水煎服立愈

蒲麴丸

治腸風下血久不愈者兼面黄浮腫

蒲公英連根採來洗淨搥爛鹽醃一宿曬乾收一觔　青　木耳炒黄存性

槐角子炒黑各一兩　柿餅炒焦存性　鹿角膠各二兩

陳棕煆灰五錢　川連一錢五分

右七味共為細末神麴糊丸如梧桐子大每服二錢空心白湯下

槐花散

治便血腸風

青皮　槐花　荊芥穗各等分

右三味為末水煎空心温服

又方

治腸風臟毒下血

槐花炒　柏葉爛杵焙　荊芥穗

枳殼各等分

右四味治爲散用清米飲調下二錢空心食前服

又方

治腸風下血

五棓子　白礬各五錢

右二味爲末順流水圓如梧子大每服七圓米飲

下忌飲酒

椶柏丸

治腸風下血婦人血崩男子血痔

扁柏葉　明礬各一兩　月月紅炒黑

陳棕煆　廣三七各三錢

右五味共研細末煉蜜為丸如梧子大每服一錢

或二錢白湯送下忌大葷

剪紅丸

治遠年腸澼下血

吳茱萸　荊芥穗各二兩　川烏一兩

右三味炒黃色為末醋糊丸如梧子大每服五十

丸空心白湯下

芪棗圓

治便血

黄芪蜜炙　白朮土炒黄色　茯神各二兩

棗仁炒三兩　當歸身酒炒一兩五錢　蓮鼻酒炒二十四個

甘草蜜炙七錢　山梔炒六錢　地榆酒炒五錢

薑灰四錢　遠志肉一兩去心甘草水炒　元眼肉六兩煨爛搗膏

右十二味共研細末用元眼膏畧加煉白蜜和丸如桐子大每早服四錢白湯送下冬月白蜜不妨多用夏月白蜜宜少用

加減平胃散

經云四時皆以胃氣為本如下血則脾胃虛損血水流於四肢却入於胃而為血痢宜服此滋養脾胃

白朮　厚樸　陳皮各一兩

木香　檳榔各三錢　甘草七錢

桃仁　人參　黃連

阿膠炒一　茯苓各五錢

右十一味㕮咀為散每服五錢薑三片棗一枚水

煎温服無時血多加桃仁熱泄加黄連小便澁加
茯苓澤瀉氣不下後重加檳榔木香腹痛加官桂
芍藥甘草膿多加阿膠溼多加白朮脈洪大加大
黄

玉屑圓

治腸風瀉血久而不止

槐根白皮去粗皮　苦楝根去皮各三兩　天南星

椿根白皮各四兩上三皮於九月後二月前取軟者日乾　半夏各五錢並生

葳靈仙一兩　寒食麪三兩

右七味共為細末滴水圓如桐子大乾之每服三十圓水八分一盞煎沸下圓子煮令浮以匙抄取溫溫送下不嚼空心食前服

椿皮圓

巢氏病源論腸澼為痔皆因飽食過度房室勞損血氣流溢滲入大腸衝發於下時便清血腹中刺痛病名脈痔又論臟毒腸風本緣榮衛虛弱風氣進襲因熱乘之使血氣流散積熱壅遏血滲腸間故大便下血

臭椿根皮刮去粗皮洗淨焙乾四兩　蒼朮
枳殼各二兩
右三味共為細末醋糊圓如梧子大空心食前米
飲下三四十圓

黃連犀角散

治熱痢下血
犀角鎊一兩　黃連五錢　木香一錢五分
烏梅十枚
右四味杵為散每服二錢水煎和滓服日再服

黄連丸一名羚羊角丸

治一切熱痢及休息痢日夜頻併兼治下血黑如雞肝色

黄連去鬚二兩五錢　羚羊角鎊一兩五錢　赤茯苓去皮五錢

黄柏去粗皮一兩五錢

右四味共為細末蜜和丸如梧子大每服二十丸薑蜜湯下暑月下痢用之尤驗一方用白茯苓臘茶送下

犀角散

治熱痢下赤黄膿血心腹困悶

犀角屑　黄連去鬚微炒　地榆各一兩

當歸五錢炒　木香二錢五分

右五味杵為散每服三錢以水一盞煎至六分去渣温服無時

鬱金散

治一切熱毒痢下血不止

川鬱金　槐花炒各五錢　甘草炙二錢五分

右三味杵為散每服一二錢食前用豆豉湯調下

茜根散

治血痢心神煩熱腹中痛不納飲食

茜根　地榆　生乾地黃

當歸炒　犀角屑　黃芩各一兩

梔子仁五錢　黃連去鬚微炒二兩

右八味㕮咀每服四錢以水一盞入豆豉五十粒

薤白七寸煎至六分去渣不拘時溫服

猪臟丸

治大人小兒大便下血日久多食易飢腹不痛裏

不急者

先用海螵蛸炙黄去皮白者為末木賊草煎湯調下三日後效後用黄連二兩嫩猪臟二尺去肥

右以黄連塞滿猪臟紥緊兩頭煮十分爛研細添糕糊丸梧子大每服三五十丸食前米飲送下此方治婦人血崩亦良

又方

治痔漏下血

猪臟一條洗淨控乾　槐花炒為末填入臟内兩頭紥定磁器内米醋煮爛

右二味搗和為丸如梧子大每服五十丸食前當歸湯下

斷紅丸

治下血久不止虛寒色淡晦者

側柏葉炒香　川續斷酒炒各三錢　鹿茸一具酥炙

右三味共為細末醋煮阿膠為丸每服四五十丸烏梅湯人參湯米飲湯任下

藏連丸

治大便下血正赤日久不止若血色晦淡者禁用

宣黄連一兩酒炒爲末

右一味用嫩豬臟二尺泡去油膩入黄連末線紮兩頭同韭菜蒸爛搗作餅焙乾爲末米糊爲丸如桐子大每服四五十丸食前米湯或烏梅湯下一方加槐花二兩不用黄連但用槐花名豬臟丸治證同

牛角䚡灰散外臺

治卒下血

黄牛角䚡一具

右一味燒赤色為細末煮豉汁和二錢服重者日三

赤小豆當歸散 金匱

治小腸熱毒流於大腸先便後血及狐惑畜血腸癰便膿等證

赤小豆二升浸令出芽曬乾 當歸三兩

右二味杵為散漿水服方寸匕日三服如無酸漿水以醋和沸湯代之

雜病十八

臌脹水腫方

雞矢醴散 素問

治心腹滿能旦食不能暮食名曰鼓脹

羯雞矢八合研炒焦 無灰酒三碗

右共煎乾至一半許用布濾清取汁五更熱飲則腹鳴辰巳時行二三次皆黑水也次日覺足面漸有綯紋又飲一次則漸綯至膝上而病愈矣

黄牛糞散

治膨脹

四五月將黃牛糞陰乾微炒香黃色為末每服一兩煎半時濾清服之不過三服即愈

心按此方亦從前方雞矢醴散化出皆取以濁攻濁之義

治五臟神方

五臟者氣臟血臟蟲臟食臟膺脹是也

牙皂煨去皮弦一兩五錢　枳殼四兩火酒煮切片炒　沉香五錢

大黃酒焙　琥珀各一兩　蘿蔔子四兩用巴豆十

六兩同炒

右六味共為末每服一錢為則量病輕重加減五更雞鳴時溫酒送下後接服腎氣丸收功

消臌餅

治各種臌脹而水臌尤神其餘别臌功力稍緩

輕粉二錢　巴豆四錢去油　生硫黄一錢

右三味共研成餅先以新綿一片貼臍上次用藥餅當臍按之外用布綑緊如人行五六里許時自瀉下候三五度除去藥餅以溫粥食之病久根深

者隔一宿揭去為餅愈後忌涼水令多食野水鴨

最妙

治水臌方

雄猪肚一個洗淨　老絲瓜絡半條　螻蛄十枚

公牛糞一包　紫背浮萍一兩

以上五味共裝肚內以線縫好放新砂鍋內加水

用桑柴火煮爛去淨浮油將肚另用溫水洗淨以

竹刀切片仍入原湯再煮加

茯苓皮　大腹皮　生薑皮

生桑皮各三錢　甘遂煨麪裹　大戟煨麪裹
芫花醋炒各二錢　陳皮三錢
右八味用文武火再煮數滚原汁約一大菜碗去渣淨猪肚與汁分作三次服之聽其自利水從大小便出其臟即消忌鹽醬百二十日每食用秋石代鹽此治水臟第一妙方也

治氣臟方

雄猪肚一個　内裝大蝦蟇一隻　砂仁一兩
老絲瓜絡半條　破爛敗鼓皮如掌大　紫背浮萍炙一兩

右五味裝入猪肚内以線紥好用桑柴火照前煮法去浮油洗淨竹刀切片仍入原湯中再加

雞心檳榔　枳殼醋炒　大腹皮

真沉香各三錢　真川樸　台烏藥各五錢

大戟麪裹煨　芫花醋炒　氷片另研

甘遂麪裹煨各二錢

右十味用文武火再煮如前法分三次服沉香氷片另研細末拌肚食之服後大便下白沫為驗其臌即消忌如前法此治氣臌第一妙方也

治血臌方

雄猪肚一個洗淨　茜草一兩　雄雞屎四兩炒焦

紫背浮萍一兩　老絲瓜絡半條

右四味俱裝肚內用線紮好照前法煮將肚切片

仍入原湯加

水蛭燒枯存性　乾漆煅令烟盡　䖟蟲炒

真花蕊石研　真血竭各三錢　紅花

降香各五錢　甘遂煨麪裹　大戟煨麪裹

芫花醋炒各二錢

右十味用文武火照前法煮去渣仍分三次服服後以大便下黑水數次為驗其臟即消忌如前法

此治血臟第一妙方也

十水丸 千金翼

治肝心脾肺腎膽胃膀胱大腸小腸十種水病

大戟　葶藶子　甘遂

藁本　連翹　芫花

澤漆　桑皮　巴豆

赤小豆

右十病藥皆等分與病狀同者則倍之白蜜和先食服一丸如小豆大日三欲下病者服三丸弱者當以意節之十水之名病源亦詳載其狀今立此十方想當時本有此分別也姑存之

第一之水先從面目腫遍一身名曰青水其根在肝大戟主之

第二之水先從心腫名曰赤水其根在心葶藶主之

第三之水先從腹腫名曰黃水其根在脾甘遂主

之

第四之水先從脚腫上氣而欬名曰白水其根在肺藁本主之

第五之水先從足趺腫名曰黑水其根在腎連翹主之

第六之水先從面至足腫名曰元水其根在膽芫花主之

第七之水先從四肢起腹滿大身盡腫名曰風水其根在胃澤漆主之

第八之水先四肢小腫其腹獨大名曰石水其根在膀胱桑根白皮主之

第九之水先從小腸滿名曰暴水其根在小腸巴豆主之

第十之水乍盛乍虛乍來乍去名曰氣水其根在大腸赤小豆主之

舟車神祐丸 河間

治水腫水脹形氣俱實者

黑牽牛四兩　大黄二兩酒浸　甘遂一兩麪裹煨

橘紅 大戟麪裹煨 芫花醋炒

青皮炒各一兩 木香五錢 檳榔五錢

輕粉一錢

右十味共為細末水泛為丸每服五分五更時滚水下大便利三次為度若一二次不通利次日漸加至一錢若服後大便利四五次或形氣不支則減服三分二分俱可或隔一二三日服一次以愈為度忌鹽醬百日

葶藶丸 外臺

治水腫并脚虚腫

葶藶子五錢 牽牛子五錢生熟各半 澤漆葉

海藻洗去鹽炙 昆布如上炙 桑根白皮炙

甘遂熬 椒目 郁李仁各三分

桂心一分

右十味共為細末蜜丸如桐子大每服十五丸日再加至二十丸白湯下

小胃丹丹溪

治水病脹急臟腑壅塞不通用此下之便利即止

勿多服

芫花醋炒過一宿瓦器內不住手攪炒令黑不可焦一兩五錢

甘遂麪裹長流水浸半個月煮曬乾一兩五錢

大黃紙裹煨勿令焦焙乾切以酒浸炒熟焙乾一兩五錢

大戟長流水煮一時再用水洗曬乾五錢　　黃柏三兩炒

右五味共為細末以白朮膏丸如蘿蔔子大臨臥津液吞下或白湯下取膈上溼痰熱積以意消息之欲痢空心服一方加木香檳榔各五錢此即十棗湯加大黃黃柏

煨腎散

治腎家水腫

甘遂三錢　豮猪腰子一枚

右先將猪腰子細批破少加鹽椒淹透糝藥末於上荷葉包裹煨燒熟温酒嚼服之

驗方雷音丸

治水臌裕州庠生龔方遂云余患水臌症按方書各方治之勿瘥遇雲遊道人教服此方而愈

巴豆二兩剝取其皮可得三四錢微炒黄色不可用豆切記　砂仁一兩炒

大黃三錢五分生半炒　乾薑炒黑　木香各三錢

牙皂二枚去筋炒　甘遂一錢五分炒黃色

右七味共為細末醋糊丸如菉豆大百草霜為衣曬乾每早空心薑湯送下三四十丸每服可泄水一二次日瀉日消大便漸實小便清長以水消盡為度量人强弱老少以加減丸數多則一料少則半料必愈兼治酒積食積奇效非常珍之寶之忌鹽醬百餘日

開鹽法

水病正急時服前諸方須忌鹽醬百日日滿先將此製好之鹽食完然後可食生鹽則病不反覆

大鯽魚二觔 食鹽三觔入魚腹中

右用黃泥包固火煅一周時冷定去泥同研細用此鹽先食完再食生鹽則經絡堅固自無復發之患

秘方消河餅

治水腫脹急小便不利

田螺四枚去殼 大蒜頭去皮五枚 車前草三錢

右三味同搗為膏作一餅覆臍中水從便出即愈
貼藥後以手帕縛之少刻小便利且多換二三餅
尤妙

消脹敷藥類方

治腹滿堅硬如石陰囊腫大先用甘草嚼後用此
藥敷之

大戟　芫花　甘遂
海藻各等分

右四味共為細末用醋調麪和覆貼腫處以輭綿

裹住過夜漸消

大腹水腫丸千金

治氣息不通命在旦夕者

牛黄二分　椒目三分　昆布

海藻　牽牛子　桂心各八分

葶藶六分

右七味為末別擣葶藶如膏合和為丸如桐子大飲服十丸日二稍加至二十丸以小便利為度正觀九年漢陽王患水醫所不治余處此方日夜尿

一二斗五六日即瘥

沉香琥珀丸

治水腫一切急難症小便不通

琥珀　杏仁　紫蘇

赤茯苓　澤瀉各五錢　葶藶

郁李仁去皮尖　沉香各一兩五錢　陳皮

防己各七錢五分

右十味共為細末蜜丸如梧子大以麝香為衣每

服二十五丸加至五十丸空心人參湯下量人虛

實加減之
禹功散
治陽水便秘脉實初起血氣未傷者
黑牽牛頭末四兩　茴　香炒一兩
右二味杵為散每服二錢加生薑自然汁調如稀
飲服之
三白散
治陽水囊腫二便不通
白牽牛頭末二兩　桑白皮薑汁炒　白　朮生用

陳皮　木通各一兩

右五味杵為散每服二錢空心淡薑湯送下未效再服

防己散

治皮水腫如裹水在皮膚中四肢習習然動

漢防己　桑白皮　黃芪

桂心各一兩　赤茯苓二兩　甘草炙五錢

右六味㕮咀每服五錢水一大盞煎至五分去渣不拘時溫服

按此即仲景金匱防己茯苓湯治皮水之方而加桑白皮也然皮水者鬱其營衛太陰肺氣不宣治法金鬱者泄之桑白皮固可加然不可多泄肺氣桂心固能行水然不知桂枝之發越榮衛大凡變易仲景之方必須深心體會假如榮衛通行水道不利又當以桂心易桂枝矣此活法也

范汪大甘遂丸外臺

治留水久澼

芫花熬　甘遂　葶藶熬

大黃　苦參　大戟

芒硝　貝母　桂心各一兩

杏仁三十枚　巴豆三十枚去皮心熬　烏喙三分炮令拆

右十二味為末其巴豆杏仁搗如膏蜜丸如豆大服二丸日三不知稍加以意消息之忌蘆笋猪肉生葱

瓜蔞瞿麥圓金匱

治小便不利者有水氣其人苦渴此圓主之

瓜蔞根二兩　茯苓　薯蕷各三兩

附子一枚泡　瞿麥一兩

右五味末之煉蜜丸如梧子大飲服三丸日三服

不知增至七八丸以小便利腹中溫為知

蒲灰散金匱

治水便不利

蒲灰七分　滑石三分

右二味杵為散飲服方寸匕日三服

五香散

主升降諸氣宣利三焦疏導壅滯發散邪熱治陰

陽之氣鬱結不消諸熱蘊毒腫痛結核中脘不快

心腹脹滿等症

木香　丁香　沉香

乳香　藿香各等分

右五味共為粗末每服三錢水一盞半煎八分去滓食後温服此方治氣分亦宜

小温中丸丹溪

治脹屬脾虚不能運化不可下之重虚其中

陳皮二兩　半夏湯泡去皮臍　神麯炒

茯苓各一兩　白朮二兩　香附子不要烘曬
鹹砂各一兩五錢醋炒紅　苦參炒　黃連炒各五錢
甘草三錢
右十味共為細末醋水各一盞打糊為丸如桐子
大每服七八十丸白朮六錢陳皮一錢生薑一片
煎湯吞下虛甚者加人參一錢用本方去黃連加
厚樸五錢忌食鹹味之物病輕者服此丸六七兩
小便長病甚服一觔小便始長
木香丸

治單腹脹四肢頭面俱不腫惟腹獨脹此為中虛
氣滯之症不可誤用下藥

木香　青皮　白朮

薑黃　豆蔻各五錢　阿魏

蓽澄茄各一兩

右七味共為細末醋糊為丸如豆大每服二十丸
薑湯送下